病理学实习
（辅导用书）

王连唐　王　冉◎主编

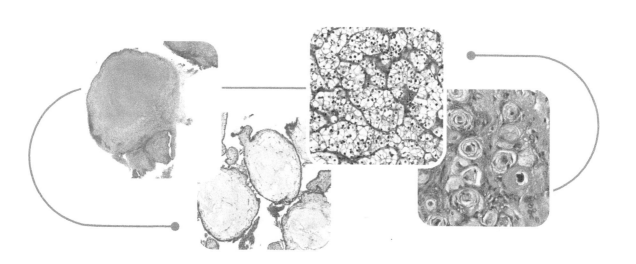

中山大学出版社

·广州·

图书在版编目（CIP）数据

病理学实习：辅导用书/王连唐，王冉主编 . —广州：中山大学出版社，2023.12

ISBN 978 – 7 – 306 – 07636 – 6

Ⅰ. ①病…　Ⅱ. ①王…　②王…　Ⅲ. ①病理学—实习—医学院校—教学参考资料　Ⅳ. ①R36 – 45

中国版本图书馆 CIP 数据核字（2022）第 196786 号

出 版 人：王天琪
策划编辑：鲁佳慧
责任编辑：鲁佳慧
封面设计：曾　斌
责任校对：黎海燕
责任技编：靳晓虹
出版发行：中山大学出版社
电　　话：编辑部 020 – 84110283，84113349，84111997，84110779，84110776
　　　　　发行部 020 – 84111998，84111981，84111160
地　　址：广州市新港西路 135 号
邮　　编：510275　传　真：020 – 84036565
网　　址：http://www.zsup.com.cn　E-mail：zdcbs@ mail. sysu. edu. cn
印 刷 者：广东虎彩云印刷有限公司
规　　格：787mm×1092mm　1/16　14.5 印张　348 千字
版次印次：2023 年 12 月第 1 版　2023 年 12 月第 1 次印刷
定　　价：78.00 元

本教材受"中山大学重点教材建设项目"（2022，80000 – 12220011 – 220704）和中山大学梁伯强教授暨秦光煜教授病理学奖学奖教金基金会资助出版。

谨此致谢！

本书编委会

主　　编：王连唐　王　冉

副主编：刘旭斌　汪跃锋　王　芬

编　　者：（以姓名拼音排序）

　　　　　陈丽丽　陈雁扬　戴晓芹　黄蕾蕾　康继辉

　　　　　郎玥娇　黎　燕　黎绮铭　李　辉　梁江韬

　　　　　林　原　刘旭斌　舒　曼　田　甜　汪跃锋

　　　　　王　芬　王　珏　王连唐　王　冉　王　卓

　　　　　杨诗聪　张志梅　甄甜甜

秘　　书：汪跃锋（兼）

前　言

　　《病理学实习（辅导用书）》是教材《病理学》（王连唐主编，高等教育出版社2023年版）与《病理学实习》（王连唐主编，人民卫生出版社2022年版）的配套用书，是《病理学实习》的补充与完善。中山大学的"病理学实习"课程是早年由梁伯强教授与秦光煜教授创立的，该课程重视实践，师生反映较为实用，是不可或缺的教学环节，充分体现了"中山医病理"的教学传统，值得继承与发扬。

　　《病理学实习（辅导用书）》与教材《病理学》《病理学实习》的章节安排基本一致，方便"病理学"课程的讲授与学生的学习。全书包含基于案例学习（case-based learning，CBL）的30例临床病例病理讨论；与教材各章节配套的小测验、思考题及英文版试题；同时还提供了国际上重要的执业医师资格考试的相关知识等。希望本书能给年轻教师在"病理学实习"课程的带教过程中提供有益的指导，给同学们未来学习临床课程打下坚实的基础。

　　衷心感谢陆苗青、陈琳、尉慧婷、徐诚、罗保红、汪琪桦、何海洋、徐慧雅、陈荟宇、严萍萍、刘昕宁、李湘湘、任丽娟、魏丽红、王红蕾、王祥栋、孙钰、陈仰珊、费凌燕、许杰、张璐、方贤磊等研究生、博士后和进修生，以及林芝市人民医院病理科刘丽莎、万双在本书的编写过程中给予的支持与付出！

　　由于编写时间仓促，书中难免出现一些错误与不足，敬请各兄弟院校教师在使用过程中提出宝贵的意见。

王连唐

2023年11月15日

目　　录

第一部分　病理学实习课前小测验及参考答案

第一章　绪论

略。

第二章　细胞和组织的适应与损伤

【课前小测验】

细胞发生萎缩的时候，相应器官的体积一定变小吗？请举例说明。

【参考答案】

不一定。

例如，肾盂结石引起的尿液潴留而致的压迫性肾萎缩，虽然肾实质发生萎缩（皮髓质变薄），但肾脏体积增大，其机制类似于胀大的气球，气球体积增大，但气球壁是变薄的。

第三章　损伤的修复

【课前小测验】

什么是肉芽组织？

【参考答案】

肉芽组织由新生薄壁毛细血管、增生的成纤维细胞构成，并伴有多少不等的炎症细

病理学实习（辅导用书）

胞的浸润，肉眼表现为红色、颗粒状、柔软湿润，形似鲜嫩肉芽。

第四章　局部血液循环障碍

【课前小测验】

1. 什么叫心力衰竭细胞？
2. 简述出血性梗死的发生条件。

【参考答案】

1. 左心衰竭引起肺淤血时，肺泡腔内红细胞漏出，被巨噬细胞吞噬，血红蛋白被溶酶体分解，析出含铁血黄素堆积在巨噬细胞胞质，称为心力衰竭细胞（简称为心衰细胞）。

2. 出血性梗死的发生条件：组织疏松、双重血液供应或丰富的血管吻合支、严重淤血、动脉阻塞同时伴有静脉阻塞。

第五章　炎症

【课前小测验】

1. 简述蜂窝织炎与脓肿的异同点。
2. 什么是肉芽肿性炎？肉芽肿性炎常见于哪些疾病？

【参考答案】

1. 蜂窝织炎与脓肿的相同点：都是化脓性炎（中性粒细胞浸润）。

蜂窝织炎与脓肿的不同点见表1－1。

表1－1　蜂窝织炎与脓肿的不同点

类型	病原体	病灶	边界	组织坏死溶解
脓肿	金黄色葡萄球菌	局限	清（凝血酶）	明显
蜂窝织炎	溶血性链球菌	弥漫	不清（链激酶）	不明显（好发于疏松组织）

2. 在慢性炎症时，以局部巨噬细胞及其衍生细胞增生形成境界清楚的结节状病灶（即肉芽肿）为特征的炎症称为肉芽肿性炎。肉芽肿性炎常见于结核分枝杆菌、麻风分枝杆菌、螺旋体或寄生虫等感染，或异物因素引起。

2

第六章　肿瘤

【课前小测验】

1. 什么叫癌前病变？举例说明。
2. 恶性肿瘤的转移方式有哪些？
3. 血道转移瘤的特征是什么？
4. 什么是库肯伯格瘤（Krukenberg tumor）？

【参考答案】

1. 癌前病变本身不是恶性肿瘤，但有发展为恶性肿瘤的可能，这些疾病或病变称为癌前病变，如家族性腺瘤性息肉病、乳腺导管上皮不典型增生、日光性角化病、口腔或外阴黏膜白斑等。

2. 恶性肿瘤的转移方式：淋巴道转移、血道转移、种植性转移。

3. 血道转移瘤的特征：边界清楚，常为多个，散在分布，多接近于器官表面，可形成"癌脐"。

4. 胃肠道黏液癌（特别是胃的印戒细胞癌）浸润至浆膜表面时，经过种植性转移这种扩散方式，种植于双侧卵巢形成的转移性黏液腺癌称为库肯伯格瘤（Krukenberg tumor）。

第七章　心血管系统疾病

【课前小测验】

1. 动脉粥样硬化的危险因素有哪些？
2. 心肌梗死的并发症有哪些？
3. 什么是阿绍夫小体（Aschoff body）？
4. 亚急性感染性心内膜炎累及心瓣膜时形成的赘生物有什么特点？
5. 什么叫法洛四联症？

【参考答案】

1. 动脉粥样硬化的危险因素：高脂血症、高血压、吸烟、糖尿病和高胰岛素血症、肥胖等。

2. 心肌梗死的并发症：乳头肌功能失调或断裂、心脏破裂、室壁瘤、附壁血栓形成、急性心包炎、心律失常、心功能不全、心源性休克。

3. 心肌间质内由成群的风湿细胞聚集形成风湿性肉芽肿，背景为纤维素样坏死灶，其周围有少量渗出的淋巴细胞和浆细胞，称为阿绍夫小体（Aschoff body）。

4. 亚急性感染性心内膜炎累及心瓣膜时形成的赘生物的特点：多发生于已有病变的瓣膜上，单个或多个、体积较大或大小不一、菜花状或息肉状，呈污秽灰黄色、质松脆易脱落。

5. 法洛四联症由 Étienne-Louis Arthur Fallot 首先全面描述，是 4 种先天性心脏和大血管畸形的组合，包括肺动脉狭窄、室间隔缺损、主动脉骑跨和右心室肥大。

第八章　呼吸系统疾病

【课前小测验】

1. 大叶性肺炎的常见致病菌是什么？

2. 简述大叶性肺炎与小叶性肺炎的区别。

3. 鼻咽癌的好发部位是哪里，与什么病毒感染密切相关？

4. 鼻咽癌的最常见病理类型是什么？

5. 肺癌有哪几种常见的组织学类型？

【参考答案】

1. 大叶性肺炎的常见致病菌为肺炎链球菌。

2. 大叶性肺炎与小叶性肺炎的区别见表 1-2。

表 1-2　大叶性肺炎与小叶性肺炎的区别

类型	人群	病原体	病变特点	临床特征
大叶性肺炎	青壮年男性	绝大部分是肺炎链球菌	累及肺大叶；纤维素渗出性炎，无组织坏死	咳铁锈色痰，胸痛，肺实变体征
小叶性肺炎	老、弱、病、残、幼	常为细菌（混合感染）	弥漫、多灶性；以细支气管为中心化脓性炎，有肺组织坏死	黏液脓痰，并发呼吸衰竭，心力衰竭较常见

3. 鼻咽癌最常见于鼻咽顶部，与 EB 病毒感染有关。

4. 鼻咽癌的最常见病理类型为非角化性鳞状细胞癌，未分化型。

5. 肺癌常见的组织学类型：腺癌、鳞状细胞癌、神经内分泌癌、大细胞癌、腺鳞癌等。

第九章　消化系统疾病

【课前小测验】

1. 什么是巴雷特食管（Barrett esophagus）？
2. 消化性溃疡的并发症有哪些？
3. 什么是早期胃癌？
4. 门静脉高压有哪些表现？

【参考答案】

1. 食管下段（距贲门 3～5 cm）见部分黏膜的鳞状上皮被化生的胃肠腺上皮所替代称为巴雷特食管（Barrett esophagus）。

2. 消化性溃疡的并发症：出血、穿孔、幽门狭窄、癌变（十二指肠溃疡几乎不癌变）。

3. 早期胃癌是病变局限于黏膜层或黏膜下层的胃癌，不论肿瘤面积大小及有无淋巴结转移。

4. 门静脉高压的表现：腹腔积液、侧支循环的形成、充血性脾肿大、胃肠道淤血。

第十章　淋巴造血系统疾病

【课前小测验】

1. 什么是"星空"现象？
2. 什么是类白血病反应？

【参考答案】

1. 伯基特淋巴瘤（Burkitt lymphoma）切片中，肿瘤性淋巴细胞弥漫浸润，瘤细胞间散在分布着吞噬有核碎片的巨噬细胞而形成所谓的"星空"现象。

2. 类白血病反应指因严重感染、恶性肿瘤、药物中毒等刺激造血组织而产生的异常反应，表现为周围血白细胞数量明显增多，并出现幼稚细胞，病因去除后血常规可恢复正常。

第十一章　泌尿系统疾病

【课前小测验】

1. 肾病综合征的表现有哪些？
2. 尿路感染的常见致病菌有哪些？
3. 什么是肾母细胞瘤（Wilms tumor）？

【参考答案】

1. 肾病综合征的表现：大量蛋白尿（≥3.5 g/d）、高度水肿、高脂血症、低蛋白血症（"三高一低"）。

2. 尿路感染的常见致病菌：大肠杆菌（最常见）、变形杆菌、克雷伯菌、肠杆菌等。

3. 肾母细胞瘤（Wilms tumor）是起源于后肾胚基细胞的恶性胚胎性肿瘤，多发生于儿童，是儿童肾脏最常见的恶性肿瘤。

第十二章　女性生殖系统及乳腺疾病

【课前小测验】

1. 与宫颈癌发生最为密切的高危型人乳头瘤病毒（human papilloma virus，HPV）有哪些？
2. 什么是侵蚀性葡萄胎？

【参考答案】

1. 与宫颈癌发生最为密切的高危型人乳头瘤病毒有 HPV-16、HPV-18 型。

2. 侵蚀性葡萄胎是介于葡萄胎和绒毛膜癌的交界性肿瘤，特征为水泡状绒毛侵入子宫肌层，引起子宫肌层出血坏死，甚至向子宫外侵犯。

第十三章   内分泌系统疾病

【课前小测验】

1. 甲状腺癌最常见的组织学类型是什么？
2. 甲状腺癌中可以导致异位内分泌综合征的类型是什么？

【参考答案】

1. 甲状腺癌最常见的组织学类型是甲状腺乳头状癌。
2. 甲状腺癌中可以导致异位内分泌综合征的类型是髓样癌。

第十四章   神经系统疾病

【课前小测验】

流行性乙型脑炎的病理变化有哪些？

【参考答案】

流行性乙型脑炎的病理变化：血管变化和炎症反应（淋巴细胞血管套状浸润）、神经细胞变性坏死、筛状软化灶形成、胶质细胞增生。

第十五章   骨肿瘤

【课前小测验】

什么是骨肿瘤的 Codman 三角？

【参考答案】

骨肉瘤病变部位的骨外膜常被掀起，在切面上可见肿瘤上、下两端的骨皮质和被掀起的骨外膜之间形成三角形隆起，其间堆积由骨外膜产生的新生骨，在 X 线平片中显示呈三角形高密度病灶，称为 Codman 三角。

（黎绮铭）

第十六章　感染性疾病

【课前小测验】

1. 什么是肺结核原发复合征？
2. 典型肠结核形成的溃疡有什么特征？

【参考答案】

1. 肺结核的原发病灶、淋巴管炎和肺门淋巴结结核三者合称为肺结核原发复合征，在 X 线下可见哑铃状阴影。

2. 典型肠结核形成的溃疡多呈环形，其长轴与肠管长轴垂直，与肠壁淋巴管环形分布相关。

第十七章　寄生虫病

【课前小测验】

肠阿米巴病形成的溃疡有什么特征？

【参考答案】

肠阿米巴病形成的溃疡呈口小底大的烧瓶状溃疡。

（王卓）

第二部分 病理学实习思考题及参考答案

第一章 绪论

略。

第二章 细胞和组织的适应与损伤

一、大体标本

2-1（损01）肾压迫性萎缩*

【思考题】

肾压迫性萎缩是如何形成的？如果仅发生于一侧肾脏，用血和尿标本做肾功能检查时，其结果是否存在明显异常？

【参考答案】

长期的肾脏结石导致尿液潴留，肾盂积水、扩张，肾实质因受积水压迫而萎缩。

由于肾的代偿能力强，仅一侧健康的肾脏也可以完全维持正常的过滤功能，因此，如果病变仅发生于一侧肾脏，另一侧肾脏功能健全时，用血和尿标本做肾功能检查不会出现明显异常。

---

* 本书中出现的标本序号与名称，对应于人民卫生出版社 2022 年版《病理学实习》一书中的标本序号与名称。

2-2（损02）肝脂肪变性

【思考题】

1. 请对照镜下改变，解释肝脏为什么会肿大和有颜色改变。
2. 结合临床病史，解释本例肝脂肪变性是怎样发生的？

【参考答案】

1. 肝脂肪变性时，镜下肝细胞胞质内可见脂滴，肝细胞体积增大；肉眼观肝脏体积增大、色黄、有油腻感。

2. 本例肝脂肪变性是由感染因素，如结核病（消耗性疾病）或脑炎（高热，高消耗，食欲减退），致机体营养不良，影响肝细胞脂肪代谢。其机制主要为脂肪酸合成增多及过多的游离脂肪酸进入肝脏（脂肪动员）、脂肪酸氧化和利用障碍（参与脂肪酸代谢酶合成不足）、脂蛋白形成和摄入障碍（如载脂蛋白合成障碍）。

2-3（损03）肠系膜淋巴结干酪样坏死

【思考题】

干酪样坏死与一般的凝固性坏死有什么不同？结局如何？

【参考答案】

干酪样坏死是一种特殊的凝固性坏死，肉眼观病灶色微黄，质松软、细腻，状似干酪，主要见于结核病；镜下见坏死灶内原有的组织结构完全崩解破坏，呈现一片无定形、颗粒状的红染物质。

结局：由于坏死灶内含有较多抑制水解酶活性的物质，故干酪样坏死物可较长期保存而不发生自溶，也不易被吸收，但有时可以液化。

2-4（损04）足干性坏疽

【思考题】

如何解释这种病变的形态特点（病变部位干涸和变黑的原因）？有哪些原因可引起这种病变？

【参考答案】

动脉粥样硬化、血栓闭塞性脉管炎和冻伤时，由于动脉阻塞，肢体远端发生缺血性坏死，但静脉回流仍然通畅，坏死组织内及体表水分挥发，坏死的肢体干燥干涸且呈黑色，与周围正常组织之间有明显的分界线；血红蛋白降解后与坏死组织产生的硫化氢结合，形成硫化亚铁，故颜色呈现黑色。

动脉粥样硬化、血栓闭塞性脉管炎和冻伤等疾病均可引起干性坏疽。

2 -5（损05）肝水样变性

【思考题】

联系病史解释病变发生的主要原因。

【参考答案】

感染或毒素等因素引起线粒体损伤，ATP 的产生不足，或细胞膜离子泵钠钾泵（$Na^+/K^+ - ATP$ 酶）功能障碍，细胞膜对离子主动转运功能障碍，使细胞不能维持细胞内外离子与液体的平衡，导致细胞内水分淤积、器官肿胀。

2 -6（损06）脑液化性坏死

【思考题】

为什么脑组织坏死易表现为液化性而不是凝固性？

【参考答案】

由于脑组织内水分和磷脂含量多而蛋白成分少，因此坏死后能形成半流体状，也称脑软化。

2 -7（损07）心脏萎缩

【思考题】

如果不告知患者年龄，你能否判断心脏萎缩？

【参考答案】

能。可通过心外膜皱缩及冠状动脉前降支蛇形弯曲来判断。

二、玻片标本

2 -8（实06）正常子宫平滑肌、子宫平滑肌萎缩和子宫平滑肌肥大

【思考题】

为什么有些肥大的平滑肌肌质内看不见细胞核？

【参考答案】

由肥大的平滑肌细胞肌质肿大，部分细胞未切到细胞核所致。

2 -9（实07）肾小管上皮细胞水样变性

【思考题】

肾小管上皮细胞水样变性与肾小管上皮细胞内玻璃样变性如何区别？

【参考答案】

肾小管上皮细胞水样变性时，近曲小管上皮细胞肿胀，管腔变窄，高倍镜下上皮细胞胞质内充满伊红染色的微细颗粒，大小、形态一致。肾小管上皮细胞玻璃样变性时，近曲小管上皮细胞胞质内可见大小不一、均质、红染的圆形小滴。

（舒曼）

第三章　损伤的修复

玻片标本

3－1（实11）（皮肤）肉芽组织

【思考题】

肉芽组织由哪些成分构成？

【参考答案】

肉芽组织由新生薄壁的毛细血管和增生的成纤维细胞构成，并伴有多少不等的炎性细胞的浸润。

3－2（皮肤）瘢痕组织

【思考题】

瘢痕组织的形成对机体不利的一面是什么？

【参考答案】

①瘢痕收缩，特别是发生于关节附近和重要器官的瘢痕，常常引起活动功能受限，如关节挛缩，十二指肠溃疡瘢痕可引起幽门梗阻。②瘢痕性粘连，特别是各器官间或器官与体腔壁之间发生纤维（瘢痕）性粘连，常影响器官功能。器官内大范围损伤导致广泛纤维化及透明变性，可引起器官硬化，功能下降。③瘢痕组织增生过度，又称肥大性瘢痕。如果肥大性瘢痕突出于皮肤表面并向周围不规则地扩展，称为瘢痕疙瘩。

3－3骨痂

【思考题】

骨性骨痂是如何形成的？

【参考答案】

骨性骨痂的形成：纤维性骨痂内逐渐分化出骨细胞与软骨细胞，形成类骨组织和软骨小灶，以后出现钙盐沉积，类骨组织转变为编织骨。纤维性骨痂中的软骨组织也经软骨化骨演变为骨组织，至此，骨性骨痂形成。

（王芬）

第四章 局部血液循环障碍

一、大体标本

4-1（循01）肝淤血脂肪变性（槟榔肝）

【思考题】

1. 标本上暗红色和灰黄色的小点及条纹在镜下是什么病变？
2. 这种改变是怎样发生的？

【参考答案】

1. 肝脏标本上肉眼所见暗红色小点及条纹在镜下为肝组织淤血，灰黄色小点与条纹为肝细胞脂肪变性。

2. 肝淤血是由各种原因致右心功能不全（心力衰竭）引起的。右心衰竭时，右心室压力升高，肝静脉回流受阻，血液淤积在肝小叶静脉内，致使肝小叶中央静脉及肝窦扩张淤血；慢性肝淤血时，肝小叶中央区因严重淤血呈暗红色，肝细胞受压萎缩、变性和坏死，而肝小叶周边部肝细胞则因远离淤血区，同时有小叶间动脉和静脉双重血供而病变较轻，发生脂肪变性而呈黄色，致使肝切面出现红（淤血区）黄（脂肪变性区）相间，状似槟榔切面的条纹，称为"槟榔肝"。

4-2（循02）静脉血栓

【思考题】

1. 这种血栓镜下属于哪一型血栓？
2. 这种血栓可能引起什么后果？
3. 血栓与死后血凝块如何区别？

【参考答案】

1. 这种血栓镜下属于延续性静脉血栓或阻塞性静脉血栓（"白头花身红尾巴"：头部为白色血栓，体部为混合血栓，尾部为红色血栓）。

2. 静脉血栓阻塞管腔导致相应引流组织或器官的肿胀、疼痛，甚至坏死；静脉血栓脱落可导致肺栓塞，可致肺梗死及肺动脉栓塞性猝死。

3. 静脉血栓由白色血栓、混合血栓、红色血栓构成，混合血栓呈层状结构；而死后血凝块为血液停止流动凝固所致，故呈均匀暗红色，无静脉血栓的三个部分结构。静脉血栓与血管壁粘连；死后血凝块与血管壁无粘连，易于剥离。静脉血栓水分因吸收而变干燥，死后血凝块湿润光滑、有弹性。

4 - 3（循03）心房/心室附壁血栓

【思考题】

1. 这种血栓为什么会发生在心腔内？可引起哪些不良后果？
2. 这种血栓镜下属于哪一型血栓？

【参考答案】

1. 心功能不全（心力衰竭）及体循环淤血时，血流缓慢；风湿性心脏病时瓣膜狭窄及关闭不全，影响血流动力学，使血液出现湍流、血流缓慢；心肌梗死时心内膜受损（被覆血管内皮）同时伴有血流动力学改变。以上原因可诱发血栓形成，从而形成心腔内血栓。

不良后果：右心附壁血栓脱落可引起肺动脉栓塞，小的栓子可通过肺循环，从而进入左心，引起体循环器官的栓塞（下肢、脾、肾、脑等）；左心附壁血栓可引起体循环栓塞。

2. 这种血栓镜下属于混合血栓。

4 - 4（循04）肺动脉血栓栓塞

【思考题】

1. 各标本中肺动脉内的固体物是什么？是否在原位发生？若不在原位发生，它是怎样来的？
2. 这种病变会引起什么后果？
3. 如果此固体物较小，只阻塞肺动脉的小分支，可能有什么后果？

【参考答案】

1. 标本中肺动脉内的固体物为静脉血栓；不是原位发生；患者长期卧床可导致深静脉血栓形成，血栓脱落经右心泵入肺动脉圆锥。

2. 该栓子较大，栓塞肺动脉主干，患者可突然出现呼吸困难、发绀、休克等症状，严重者可因急性呼吸循环衰竭而死亡（猝死）。

3. 若栓子较小，仅阻塞于肺动脉小分支，则引起肺内相应区域的梗死，临床上患者可无症状；如大量小栓子反复栓塞，最终可引起肺动脉高压和右心衰竭。

4 - 5（循05）肺出血性梗死

【思考题】

1. 肺的出血性梗死是如何发生的？可引起什么后果？
2. 肺发生出血性梗死有哪些必要条件？

【参考答案】

1. 左心室功能不全时引起肺淤血,肺静脉与肺毛细血管内压增高,严重的肺淤血影响支气管动脉的有效血供,在此基础上肺动脉发生栓塞,致使肺脏出现梗死;肺组织结构疏松,梗死灶内肺泡毛细血管壁坏死而出血,血液积聚于肺泡腔和肺间质,呈现出血性梗死形态。肺梗死可出现胸痛、咳嗽、咯血。若继发腐败菌感染,可引起坏疽,后果不堪设想。

2. 肺发生出血性梗死的必要条件:肺组织严重淤血(先决条件),肺组织本身具双重血液循环(肺动脉及支气管动脉)及结构疏松,肺动脉栓塞。

4-6 (循06) 肾贫血性梗死

【思考题】

1. 肾梗死为什么呈这样的形态改变?栓塞的动脉应属于肾动脉的哪一分支?临床上有什么症状和体征?为什么?

2. 大体上如何识别新鲜的梗死灶和陈旧的梗死灶?

【参考答案】

1. 肾梗死灶一般呈三角形或楔形,其尖端指向肾动脉栓塞处动脉(肾门方向),是由肾动脉分支的分布特点决定的。

栓塞的动脉属于肾动脉分支的弓形动脉。

临床上可出现腰痛和血尿,因肾代偿能力较强,一般不引起严重后果。

肾组织坏死可产生炎性介质,刺激局部的神经导致疼痛;血尿由坏死组织附近的肾单位受坏死组织及炎症介质作用,肾小球屏障作用受损而致。

2. 新鲜梗死灶切面肿胀隆起,梗死灶与正常组织交界处可有充血出血带;陈旧病灶切面质地坚实、变硬,表面下陷(瘢痕组织形成牵拉),出血带消失。

4-7 (循07) 脾贫血性梗死

【思考题】

结合临床及尸检所见,说明引起脾贫血性梗死的原因。

【参考答案】

A至C号标本因感染性心内膜炎,瓣膜上的赘生物脱落,随血液循环运行至脾脏,栓塞脾脏小动脉,从而导致脾脏的贫血性梗死;急性粒细胞白血病时,血液中白细胞数目升高,血液黏稠度增加,致血栓形成,栓塞脾脏小动脉,而致梗死。

4-8 (循08) 小肠出血性梗死

【思考题】

1. 小肠出血性梗死病变是如何发生的?可能有什么后果?

2. 小肠发生出血性梗死有哪些必要条件?

【参考答案】

1. 肠扭转致肠系膜血管受压，先是静脉受压（静脉管壁薄），此时肠壁淤血水肿，而后肠系膜动脉受压，淤血水肿的肠壁使动脉血输入受阻，肠壁缺血缺氧而发生出血性梗死。

后果：可导致肠穿孔及严重的腹膜炎与败血症，危及生命。

2. 小肠出血性梗死的必要条件：肠壁由肠系膜上、下动脉血液供应，两者在远端形成很多弓形吻合支；肠壁组织本身结构疏松；动脉阻塞同时伴有静脉阻塞。

二、玻片标本

4-9（实01）肺淤血

【思考题】

肺淤血时，肺泡腔内的心力衰竭细胞和尘细胞的区别是什么?

【参考答案】

肺淤血时，肺泡腔内的心力衰竭细胞是巨噬细胞吞噬肺泡腔的红细胞或碎片，血红蛋白分解析出含铁血黄素产生，有折光性；尘细胞则是巨噬细胞吞噬黑色尘粒产生，无明显折光性。镜下，两者折光性不同，心力衰竭细胞折光性强。

4-10（实02）肝淤血

【思考题】

1. 心力衰竭时，为什么肝小叶中央有这些变化?
2. 切片中所见到的改变反映到大体标本上，应该是怎样的形态?

【参考答案】

1. 当心力衰竭时，下腔静脉回流阻力加大使肝静脉回流受阻，血液淤积在小叶中央静脉及肝窦内，肝小叶中央静脉及肝窦扩张充血，而呈暗红色；而汇管区周围肝细胞有来自肝动脉（小叶间动脉）和门静脉（小叶间静脉）的双重血供，所以病变轻微，表现为脂肪变性，肉眼观为黄色。

2. 切片中所见到的改变反映到大体标本上，表现为肝脏切面红黄相间，似槟榔切面斑纹，称为"槟榔肝"。

4-11（实03）混合血栓

【思考题】

1. 诊断混合血栓最主要的依据是什么?
2. 混合血栓常发生于哪些部位?

【参考答案】

1. 诊断混合血栓最主要的依据：镜下可见淡粉色和深红色两部分层叠相间，前者为血小板小梁，后者为红细胞堆积，形成层状结构的混合血栓。

2. 混合血栓常发生于：血流缓慢的静脉，最常见为下肢静脉（约90%），其次为上肢静脉；心腔或动脉瘤内的附壁血栓也是混合血栓。

4-12（实04）血栓机化

【思考题】

从镜下所见如何认识血栓机化？

【参考答案】

血栓机化是指由肉芽组织逐渐取代血栓的过程，镜下可见增生的成纤维细胞、毛细血管从血管壁长入血栓周边部并逐渐取代血栓。

4-13（实05）肾贫血性梗死

【思考题】

1. 肾贫血性梗死是如何形成的？
2. 肾贫血性梗死属于哪种类型的坏死？

【参考答案】

1. 肾贫血性梗死是栓子（血栓、菌栓等）栓塞肾细小动脉，引起相应供血区的肾组织缺血缺氧，进而导致肾组织坏死；肾组织质地致密和侧支循环不丰富，致坏死灶内含血少；坏死组织的致炎作用及坏死周边组织缺血缺氧致血管壁通透性增高，血液流经此通透性高的血管，出现红细胞的漏出。

2. 肾贫血性梗死属于凝固性坏死。

（梁江韬）

第五章　炎症

大体标本

5-1（炎01）浆液性纤维素性心包炎

【思考题】

浆液性纤维素性心包炎是怎样发生的？它可导致哪些不良后果？

17

【参考答案】

肺炎及化脓性胸膜炎累及心包，导致心包血管壁通透性增加，浆液及纤维蛋白原渗出，形成浆液性纤维素性心包炎。

不良后果：心包腔内积液量达到一定水平时，心包腔内压力上升，影响心室舒张和充盈，使心输出量减少；心包腔内压力升高，影响血流回流入心，静脉压升高，故肺淤血，从而影响呼吸功能；渗出的大量纤维素可致心前区疼痛，如纤维素未被溶解吸收而发生机化粘连，可引起缩窄性心包炎，进而引起心脏功能障碍。

5-2（炎02）慢性浆液性纤维素性胸膜炎

【思考题】

慢性浆液性纤维素性胸膜炎可引起哪些不良后果？

【参考答案】

慢性浆液性纤维素性胸膜炎的不良后果：脏层及壁层胸膜的机化粘连及炎性渗出可影响肺的呼吸功能及压迫肺组织，影响肺的通气功能。

5-5（炎05）咽、喉、气管和支气管假膜性炎

【思考题】

咽、喉、气管和支气管假膜性炎的后果如何？咽、扁桃体、喉与气管的病变及后果是否有所不同？为什么？

【参考答案】

咽、喉、气管和支气管假膜性炎的后果：假膜脱落可导致气道阻塞从而引起窒息。咽、扁桃体、喉与气管的病变及后果不同，原因是：咽部、扁桃体部、喉部黏膜与深部组织结合比较牢固，故假膜不易脱落，称为固膜性炎；而气管黏膜与其下组织结合疏松，故假膜比较容易脱落，引起窒息，称为浮膜性炎。

5-6（炎06）肝脓肿

【思考题】

肝脓肿是如何发生发展的？

【参考答案】

此例肝脓肿为细菌性肝脓肿。原寄生于空回肠的蛔虫上行钻入肝内胆管（蛔虫本身表面可有肠道细菌，主要是革兰氏阴性杆菌和厌氧菌），可并发化脓性胆管炎，细菌沿胆管上行，引起肝脏细菌性脓肿，可为单发或多发，脓肿内含有蛔虫残骸和虫卵。小的脓肿可以吸收消耗；较大的脓肿由于脓液过多，吸收困难，常需要切开排脓或穿刺抽脓。

（康继辉）

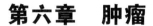

第六章　肿瘤

一、大体标本

6-1（瘤01）子宫平滑肌瘤

【思考题】

子宫平滑肌瘤有无包膜?

【参考答案】

子宫平滑肌瘤无真正包膜，为肿瘤组织压迫周边肌壁平滑肌而形成的假包膜。

6-2（瘤02）皮下/结直肠脂肪瘤

【思考题】

皮下脂肪瘤和皮下脂肪组织增生在肉眼形态上有何不同?

【参考答案】

皮下脂肪瘤是一种由成熟脂肪细胞组成的良性肿瘤，边界清楚，多有菲薄的纤维性完整包膜，呈球形、类圆形、结节性或分叶状；而皮下脂肪增生为正常脂肪组织增生，呈弥漫性生长，无包膜，亦无典型分叶状结构。

6-3（瘤03）肝海绵状血管瘤

【思考题】

严格地说，海绵状血管瘤不是真性肿瘤，为什么? 其常见于哪些部位?

【参考答案】

海绵状血管瘤是一种主要由扩张的薄壁血管组成的海绵状血管团，也称静脉畸形，约占血管畸形的40%，主要由胚胎发育过程中血管发育缺陷导致。

海绵状血管瘤常见于头颈部和躯体皮肤，约半数患者可有内脏、肌肉和骨骼等深部组织受累，内脏中尤以肝、脾受累多见。

6-4（瘤04）乳腺浸润性癌

【思考题】

乳腺癌好发于乳腺的什么部位? 为什么往往较早发生腋淋巴结转移?

【参考答案】

乳腺癌好发于乳房的外上象限。

由于女性乳房的淋巴管十分丰富，乳腺癌主要通过淋巴道转移。发生于外上象限的乳腺癌先播散到腋淋巴结，而内上象限的乳腺癌则通过胸壁淋巴管播散到内乳动脉旁淋巴结。癌细胞可沿下述途径在疾病的较早阶段转移至腋淋巴结：①乳房外侧部和外侧上部的淋巴管：向外上方走行，经胸大肌下缘，注入腋淋巴结前群或中央群，是乳房淋巴引流的主要途径。②乳房内上部的淋巴管：可直接向上走行注入锁骨上淋巴结，少数注入腋淋巴结尖群及锁骨下淋巴结。③乳房内侧部的淋巴管：向内行，注入胸骨旁淋巴结。内侧部的一部分浅淋巴管可越过中线与对侧的乳房淋巴管吻合。当其他部位的淋巴管通路受阻时，一侧的部分淋巴可以引流至对侧乳房淋巴管至腋淋巴结。④乳房深部的淋巴管：走向深部穿过胸大肌，多数注入胸肌间淋巴结，或直接经胸小肌上缘，注入腋淋巴结尖群。

6-5（瘤05）肺转移瘤

【思考题】

这种表现的肺转移瘤是通过哪种途径转移的？肉眼特点如何？有何临床意义？

【参考答案】

肺转移瘤的转移途径：①瘤细胞侵入静脉后顺血流方向→上、下腔静脉→右心房→右心室→肺动脉→肺脏。②瘤细胞侵入淋巴道→胸导管→左静脉角→上腔静脉→右心房→右心室→肺动脉→肺脏。

肉眼特点：血行转移的肿瘤多位于器官表面，呈球形，边界清晰，常为多个，大小不定，但多数转移瘤大小较一致；较大的转移瘤中央可发生坏死，使瘤结节表面中央下陷，则称为"癌脐"。

临床意义：肿瘤的远处转移影响临床分期，进而影响治疗方式及对预后的判断。

6-6（瘤06）（卵巢）纤维瘤

【思考题】

纤维瘤常见于哪些部位？肉眼观纤维瘤与纤维肉瘤有何区别？

【参考答案】

纤维瘤常见于四肢、躯干皮下及卵巢。

肉眼观纤维瘤与纤维肉瘤的区别：纤维瘤多与周围组织分界清楚，部分可见包膜，切面实性、质韧；纤维肉瘤多与周围组织分界不清，呈浸润性生长，切面灰白，呈鱼肉状，常伴有出血坏死。

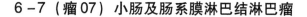

6-7 （瘤07） 小肠及肠系膜淋巴结淋巴瘤

【思考题】

淋巴瘤的肉眼特点是什么？为什么？

【参考答案】

淋巴瘤肉眼特点为切面灰白色，均质细腻，质软，鱼肉状，伴出血坏死。

淋巴瘤常由形态较一致的细胞构成，肿瘤细胞丰富，间质稀少。

6-8 （瘤08） 股骨骨肉瘤

【思考题】

1. 如何确定肿瘤破坏骨皮质？

2. 骨肉瘤好发于何处？Codman 三角如何形成？

3. 骨肉瘤的大体病理形态如何？

【参考答案】

1. 正常骨皮质连续性中断或消失，被肿瘤组织替代，即肿瘤破坏骨皮质。

2. 骨肉瘤好发于长骨干骺端，尤以股骨下端、胫骨或腓骨上端最多见。

当肿瘤向骨外浸润时，骨外膜被掀起并形成新生骨，肿瘤上下两端在与骨干相连的夹角内形成隆起，在 X 线检查时呈三角形高密度病灶，称为 Codman 三角。

3. 骨肉瘤一般从骨髓腔开始，向骨骺端和另一端骨髓腔发展，可穿破骺板侵犯关节，也可以侵犯破坏骨皮质，并浸润骨外软组织形成肿块；肿瘤切面斑驳状或多彩样外观，有沙砾感。

6-10 （瘤10） 阴茎癌

【思考题】

1. 阴茎癌的转移方式是什么？镜下常属于哪种组织学类型？其生长方式与皮肤乳头状瘤有何不同？

2. 怎样确定瘤组织已浸润海绵体？

【参考答案】

1. 阴茎癌以淋巴道转移多见。

镜下组织学类型常为鳞状细胞癌。

阴茎癌主要呈浸润性生长，而皮肤乳头状瘤为外生性非浸润性生长。

2. 海绵体白膜不完整，正常组织结构被灰白色肿瘤组织取代，即可确定瘤组织已浸润海绵体。

6-11 （瘤11） 卵巢黏液性囊腺瘤

【思考题】

卵巢黏液性囊腺瘤是卵巢常见的良性肿瘤，试根据标本（标本A、B、C、D）总结本瘤的大体特点。

【参考答案】

卵巢黏液性囊腺瘤的瘤体直径较大，一般为15～30 cm，呈圆形或卵圆形，常为多房囊性，囊壁薄而光滑，内含浓稠黏液，很少有乳头形成。

6-12 （瘤12） 卵巢乳头状浆液性囊腺瘤

【思考题】

卵巢乳头状浆液性囊腺瘤与卵巢黏液性囊腺瘤有什么区别？

【参考答案】

卵巢乳头状浆液性囊腺瘤肿瘤大小不一，表面光滑，多为单房或多房囊性，囊内充满清亮的浆液，囊内壁光滑，部分可见乳头状突起，交界性肿瘤可见较多乳头突起。卵巢黏液性囊腺瘤直径较大，一般为15～30 cm，呈圆形或卵圆形，常为多房囊性，囊壁薄而光滑，内含浓稠黏液，很少有乳头形成。

6-13 （瘤13） 卵巢畸胎瘤

【思考题】

什么是畸胎瘤？本标本诊断畸胎瘤有何根据？畸胎瘤常见于哪些部位？

【参考答案】

畸胎瘤是性腺或胚胎剩件中的全能细胞发生的肿瘤，一般含有2个以上胚层的多种成分，结构混乱，分为成熟型畸胎瘤和不成熟型畸胎瘤两类。

本标本可见来源于外胚层的皮脂、毛发，来源于中胚层的软骨样组织，囊腔内有黏液产生，提示有来自内胚层的腺体。

畸胎瘤常见于生殖腺（如卵巢、睾丸）和机体的中线部位（如腹膜后、纵隔、颅内鞍区）等。

二、玻片标本

6-17 （实19） 子宫平滑肌瘤/子宫平滑肌肉瘤

【思考题】

常见的由梭形细胞组成、呈编织状排列的肿瘤有哪些？

【参考答案】

平滑肌瘤、平滑肌肉瘤、纤维瘤、纤维肉瘤、神经鞘瘤、神经纤维瘤及胃肠间质瘤等。

6 – 18（实 20）皮肤乳头状瘤

【思考题】

乳头状瘤乳头的纤维血管轴心是否为肿瘤实质成分？

【参考答案】

否。乳头状瘤乳头的轴心为纤维血管组织，是肿瘤的间质成分；乳头被覆的鳞状上皮是肿瘤的实质成分。

6 – 19（实 21）高/中分化鳞状细胞癌

【思考题】

鳞状细胞癌常见于哪些部位？本例癌组织的分化程度如何？与乳头状瘤有什么不同？

【参考答案】

鳞状细胞癌常见于皮肤、食管、肺、子宫颈、喉等部位。

根据肿瘤组织中细胞间桥和角化珠所占比例，其可分为高、中、低分化鳞状细胞癌，细胞间桥和角化珠所占比例大于75%为高分化，50%～75%为中分化，小于50%为低分化。

鳞状细胞癌可突破基底膜，呈浸润性生长（也可原位生长），细胞异型性明显，核分裂象易见；乳头状瘤呈外生性生长（非浸润性生长），细胞异型性不明显。

6 – 20（实 22）皮肤基底细胞癌

【思考题】

试比较鳞状细胞癌与基底细胞癌的形态学异同点。

【参考答案】

相同点：均呈浸润性生长，细胞均有不同程度异型性。

不同点：

鳞状细胞癌：细胞排列呈大小不等的条索状或团块状，浸润真皮或皮下结缔组织。高分化者癌巢中间形成角化珠，细胞间可见细胞间桥，癌巢周围常有明显的基底膜样物质；低分化者癌细胞弥漫分布，无角化珠或细胞间桥，癌巢周围基底膜样物质常缺如。癌细胞呈多角形，胞浆较丰富、红染，低分化者癌细胞大小形态不一，核异型性显著。

基底细胞癌：细胞排列呈巢团状，癌巢周边细胞呈栅栏状排列，可见黑色素沉着，部分可见巢周裂隙，不见细胞间桥或角化珠；癌细胞大小形态较一致；胞质较少，核呈柱状或梭形。

6-21 （实23） 乳腺纤维腺瘤

【思考题】

乳腺纤维腺瘤是乳腺常见的良性肿瘤，其肿瘤实质包括那些成分？有无间质成分？

【参考答案】

乳腺纤维腺瘤的实质包括增生的乳腺腺体和纤维组织。

有间质，间质成分包括血管、淋巴管、神经等。

6-22 （实24） 卵巢黏液性囊腺瘤

【思考题】

试总结卵巢黏液性囊腺瘤病理特点（包括大体和镜下）。

【参考答案】

大体：卵巢黏液性囊腺瘤直径较大，一般为 15～30 cm，呈圆形或卵圆形，常为多房囊性，囊壁薄而光滑，内含浓稠黏液，很少有乳头形成。

镜下：囊腔和腺体内衬黏液性柱状上皮，瘤细胞多呈单层排列，核位于基底部，大小形态较一致，无核分裂象；间质为卵巢纤维性间质。

6-26 （实28） 皮肤黑色素瘤

【思考题】

皮肤黑色素瘤是良性肿瘤还是恶性肿瘤？

【参考答案】

皮肤黑色素瘤通常是指恶性黑色素瘤（简称"恶黑"），是黑色素细胞来源的一种高度恶性肿瘤。

6-27 （实29） 皮肤毛细血管瘤

【思考题】

皮肤毛细血管瘤与皮肤肉芽组织如何区别？

【参考答案】

皮肤毛细血管瘤位于真皮及皮下组织内，与周围正常组织分界清；由分化成熟、紧密排列的毛细血管构成；间质少，仅为少量纤维组织，将实质分隔呈小叶状结构；肿瘤内可见皮肤附属器。

皮肤肉芽组织位于皮肤表面，表层鳞状上皮可见糜烂或溃疡，其内见新生的毛细血管平行排列，较稀疏，与皮肤表面垂直；间质较丰富、水肿，可见成纤维细胞分布于毛细血管网之间，并可见数量不等的巨噬细胞、中性粒细胞、淋巴细胞；其内无皮肤附属器。

6 - 28 （实30）（卵巢）畸胎瘤

【思考题】

1. 为什么称本瘤为畸胎瘤？

2. 与成熟性畸胎瘤相比，未成熟型畸胎瘤在病理上有何特点？

【参考答案】

1. 畸胎瘤是由 2 个或 3 个原始胚层（外胚层、中胚层、内胚层）的衍生物构成的肿瘤，来源于多能干细胞，在胚胎发育过程中本应凋亡消失；在本例玻片标本中，可见来自外胚层的鳞状上皮、角化物（对应于大体标本中的油脂）及神经组织，以及来自中胚层的脂肪组织。

2. 未成熟型畸胎瘤含有数量不等的未成熟胚胎性成分。肉眼：体积较大，多为实性，斑驳状，灰褐色，质软而脆，可伴出血、坏死、囊性变。镜下：由数量不等的未成熟胚胎组织构成，混合以不同比例的成熟组织；未成熟胚胎组织多为神经外胚层形成的菊形团或原始神经管、胚胎性骨、软骨及肌肉组织等。

6 - 29 （实31） 淋巴结转移性癌

【思考题】

本例淋巴结如果取自左侧腋窝，则原发癌最可能发生在哪个器官？

【参考答案】

左侧乳腺。

（郎玥娇）

第七章 心血管系统疾病

一、大体标本

7 - 1 （心01）二尖瓣急性风湿性心内膜炎

【思考题】

1. 急性风湿性心内膜炎的形态特点是什么？其后果如何？

2. 除了心内膜炎外，急性风湿性心脏病还可引起哪些病变（标本 A 和 B 肉眼上可观察到）？其后果如何？

【参考答案】

1. 急性风湿性心内膜炎主要累及心瓣膜的二尖瓣，其次是二尖瓣和主动脉瓣同时受累，引起瓣膜炎，也可累及瓣膜邻近的心内膜和腱索，引起瓣膜变形和功能障碍。形态特点：病变早期瓣膜肿胀、增厚、无光泽，继而瓣膜表面受损，致使血小板在受损处沉积、凝聚，形成肉眼下比较易见的串珠状单行排列的疣状赘生物，赘生物实质为血小板和纤维素构成的白色血栓。

后果：病变后期赘生物发生机化，瓣膜本身发生纤维化及瘢痕形成，类似病变反复发生，致使瓣膜增厚、变硬甚至卷曲和缩短，瓣叶间发生纤维性粘连，最终导致瓣膜病（瓣膜狭窄或关闭不全）。临床可有心脏杂音、心室及心房肥大、全身淤血等心力衰竭表现。

2. 风湿性心脏病除了可累及心内膜导致风湿性心内膜炎外，还可累及心肌或心外膜导致风湿性心肌炎或风湿性心外膜炎，亦可累及心脏全层导致风湿性全心炎。

后果：风湿性心肌炎：心肌收缩受损，早期心率加快，后期心力衰竭；风湿性心外膜炎：心外膜大量纤维素渗出，形成绒毛心，表现为心前区疼痛，心包摩擦音，甚至心包脏、壁两层发生粘连，形成缩窄性心包炎。

7-2（心02）慢性风湿性心脏病二尖瓣狭窄

【思考题】

二尖瓣狭窄的瓣膜改变是怎样形成的？本例有无二尖瓣关闭不全？

【参考答案】

二尖瓣狭窄主要因风湿病累及心脏瓣膜，心脏瓣膜表面形成疣状赘生物；由于病变反复发作，引起纤维组织增生，心瓣膜和腱索的赘生物发生机化，形成灰白色瘢痕组织，致使瓣膜增厚、变硬甚至卷曲和缩短、瓣叶间发生纤维性粘连，最终导致瓣膜病，可表现为瓣膜狭窄或关闭不全。

有，二尖瓣狭窄和关闭不全通常共存。

7-3（心03）慢性风湿性心脏病二尖瓣狭窄

【思考题】

慢性风湿性心脏病二尖瓣狭窄时，心脏各房室有哪些变化？这些变化是怎样发生的？在心脏代偿机能失调的情况下，可发生哪些脏器的改变及临床症状？

【参考答案】

慢性风湿性心脏病二尖瓣狭窄时心脏各房室出现的变化及机理：左心房明显扩张，心肌增厚（二尖瓣狭窄致左心房流入左心室受阻，左心房代偿性肥大，收缩期左心房血量增多，进一步加重左心房负荷）；心房内膜受损，内膜增厚、纤维化。左心室改变不明显或心室腔缩小（由于进入左室血流量减少）。右心室代偿性肥大、扩张（左房压增高，肺动脉压增高，导致右心室代偿性肥大，继而失代偿，右心室扩张）。右心房扩大，壁增厚（右心室扩张，三尖瓣相对关闭不全，血液反流入右心房）。

在心脏代偿机能失调的情况下，可有肺循环及体循环淤血，主要表现为肺淤血及肝淤血。患者可有心力衰竭症状，如出现肝淤血肿大、下肢水肿、浆膜腔积液及颈静脉怒张、呼吸困难、咳粉红色泡沫痰及二尖瓣面容。

7-4（心04）主动脉瓣急性/亚急性感染性心内膜炎

【思考题】

如何判断是急性还是亚急性感染性心内膜炎？诊断根据是什么？

【参考答案】

急性感染性心内膜炎与亚急性感染性心内膜炎的区别见表2-1。

表2-1 急性感染性心内膜炎与亚急性感染性心内膜炎的区别

	急性感染性心内膜炎	亚急性感染性心内膜炎
临床过程	数周	数月
病原体	毒力强的化脓菌	毒力弱的细菌
受累瓣膜	正常瓣膜，二尖瓣、主动脉瓣多被破坏、穿孔	病变的瓣膜，二尖瓣、主动脉瓣溃疡、变形
赘生物	较大，含大量细菌、中性白细胞、坏死物	息肉状，含少量细菌、中性白细胞
栓塞表现	含菌性栓塞，败血性梗死，栓塞性脓肿	非细菌性栓塞，贫血性梗死
临床表现	起病急，呈爆发性败血症过程，高热、寒战及四肢肌肉关节疼痛等	起病隐匿，可有全身不适、乏力、食欲不振等非特异性症状

诊断依据：需结合患者的病程、瓣膜有无病变、赘生物特点及患者临床表现等，依据表2-1内容进行综合分析。

7-6（心06）心肌梗死

【思考题】

1. 心肌梗死是怎样发生的？心肌梗死的后果如何？
2. 冠状动脉粥样硬化除可引起心肌梗死外，还可引起什么心脏病变？
3. 为何糖尿病（病例B）和高血压病（病例D）易合并冠状动脉粥样硬化？

【参考答案】

1. 心肌梗死是指急性、持续性缺血、缺氧所引起的心肌坏死，心肌梗死大多数是由冠状动脉粥样硬化引起，在此基础上并发血栓形成、斑块内出血或持续性痉挛，使冠状动脉血流进一步减少或中断，导致心肌缺血而坏死。

后果：心肌梗死会导致心脏破裂、室壁瘤、附壁血栓形成、急性心包炎、心律失常、心功能不全、心源性休克及乳头肌功能失调或断裂等一系列严重的并发症。

2. 冠状动脉粥样硬化除可引起心肌梗死外，还可引起心绞痛、心肌纤维化及冠状动脉性猝死等。

3. 高血糖可致低密度脂蛋白（LDL）糖基化和高甘油三酯（TG）血症，糖尿病患者血中 TG 及极低密度脂蛋白（VLDL）水平升高，而高密度脂蛋白（HDL）水平降低，与冠状动脉粥样硬化关系极为密切。高血压时血流对血管壁的机械性压力和冲击作用较强，引起血管内皮损伤和功能障碍，使内膜对脂质的通透性增加，且与高血压发生相关的肾素、儿茶酚胺和血管紧张素等也可改变动脉壁的代谢，从而使脂质蛋白渗入内膜增多、血小板和单核细胞黏附、中膜血管平滑肌细胞迁入内膜等，从而促进粥样硬化的发生与发展。

7-8（心08）高血压性心脏肥大

【思考题】

高血压性心脏肥大可为向心性肥大，或为伴左心室扩大的离心性肥大，为何会出现两种不同的情况？

【参考答案】

长期慢性高血压引起的心脏病变称为高血压心脏病，主要表现为心室肥大，是向心性肥大还是离心性肥大，主要取决于心脏负荷是处于代偿期还是失代偿期。早期由于外周阻力增加，血压升高，左心室因压力负荷增加发生代偿性肥大，表现为向心性肥大（乳头肌和肉柱增粗变圆，但心腔不扩张，甚至缩小）；随着病变继续发展，肥大的心肌细胞与间质毛细血管供血不相适应，逐渐出现血供不足，心肌收缩力减弱，左心室失代偿，表现为离心性肥大（心腔扩张，心室壁相对变薄，肉柱及乳头肌变扁平）。

7-9（心09）大脑内囊出血

【思考题】

高血压引起的脑出血为何以内囊部多见？结合出血的解剖部位，考虑可出现哪些临床表现。

【参考答案】

由于供应该区域的豆纹动脉从大脑中动脉呈直角分出，直接承受较高压力的血流冲击，长期高压使脑细小动脉发生玻璃样变及纤维素样坏死，管壁变僵硬，弹性减弱，在原有血管病变的基础上（脑内动脉壁薄弱、中层肌细胞和外膜结缔组织较少且无弹力，甚至形成微小动脉瘤），血压骤然升高时，此处血管则易破裂出血。

临床表现：内囊出血可引起对侧肢体偏瘫及感觉丧失，严重者可发生昏迷甚至死亡；脑桥出血可引起同侧面神经麻痹及对侧上下肢瘫痪；左侧脑出血常引起失语。

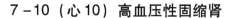

7-10（心10）高血压性固缩肾

【思考题】

高血压性固缩肾是怎样引起的？其可产生什么后果？

【参考答案】

高血压时，肾脏入球小动脉透明变性及肌型小动脉（弓型动脉、叶间动脉）硬化，致肾小球缺血而发生萎缩、纤维化及玻璃样变，所属肾小管因缺血及功能失用而萎缩、消失，间质纤维组织增生及淋巴细胞浸润；由于病变处肾实质萎缩及纤维组织收缩而形成凹陷的病灶；病变相对较轻的肾小球发生代偿性肥大，所属肾小球扩张，使局部肾组织向表面隆起，形成肉眼所见的颗粒性固缩肾。

后果：病变轻时出现轻至中度蛋白尿、管型尿；严重时出现肾功能下降，多尿、夜尿、血中非蛋白氮、肌酐及尿素氮升高，甚至出现尿毒症。

二、玻片标本

7-11（实36）急性风湿性心肌炎与心内膜炎

【思考题】

本切片中哪些改变有特征性诊断意义？

【参考答案】

阿绍夫小体又称为风湿小结或风湿性肉芽肿，此种病变的出现对风湿病的诊断有特征性意义。

7-12（实37）急性/亚急性感染性心内膜炎

【思考题】

急性感染性心内膜炎、亚急性感染性心内膜炎、风湿性心内膜炎的赘生物有何不同？

【参考答案】

急性感染性心内膜炎、亚急性感染性心内膜炎、风湿性心内膜炎的赘生物的区别见表2-2。

表2-2 急性感染性心内膜炎、亚急性感染性心内膜炎、风湿性心内膜炎的赘生物的区别

赘生物形态	急性感染性心内膜炎	亚急性感染性心内膜炎	风湿性心内膜炎
肉眼	灰黄或灰绿色，质地松软，体积较大，易脱落	灰黄或灰绿色，质地干燥质脆，易破碎和脱落	灰白，不透明，粟粒大小，串珠单行排列，疣状赘生物，不易脱落

续表 2-2

赘生物形态	急性感染性心内膜炎	亚急性感染性心内膜炎	风湿性心内膜炎
镜下	为坏死组织、大量中性粒细胞及血栓，大量细菌菌落位于赘生物表面	为坏死组织、中性粒细胞及血栓，细菌菌落包裹在赘生物内部	为白色血栓（血小板和纤维素）
溃疡底部	大量中性粒细胞、坏死组织	淋巴细胞、单核细胞及肉芽组织	—

（康继辉）

第八章　呼吸系统疾病

一、大体标本

8-1（呼01）大叶性肺炎

【思考题】

1. 如何运用大叶性肺炎的病理改变解释患者临床的胸部体征？

2. 为什么大叶性肺炎患者会出现胸痛？

【参考答案】

1. 胸痛——炎症累及胸膜，引起纤维素性胸膜炎；咳嗽——炎性渗出刺激；铁锈色痰——肺泡腔内红细胞被巨噬细胞吞噬崩解，含铁血黄素混入痰中；气促及呼吸困难——肺实变，氧分压及氧饱和度降低；肺部浊音——肺泡腔大量渗出、实变。

2. 大叶性肺炎继发胸膜炎，胸膜炎为纤维素炎，因炎症刺激及胸膜粘连，可引起胸痛；此外，剧烈咳嗽导致胸部肌肉疼痛。

8-2（呼02）小叶性肺炎

【思考题】

1. 小叶性肺炎与大叶性肺炎的病变如何鉴别？

2. 小叶性肺炎的病变分布有何规律？为什么？

【参考答案】

1. 小叶性肺炎与大叶性肺炎的鉴别见表 2-3。

表 2 - 3　小叶性肺炎与大叶性肺炎的鉴别

	好发年龄	病原体	病变特点	临床特征
小叶性肺炎	小儿、年老体弱者	常为多种细菌混合感染	以细支气管为中心散在灶性分布，下叶和背侧多见；化脓性炎	黏液脓痰、并发呼吸衰竭、心力衰竭较常见
大叶性肺炎	青壮年男性	肺炎链球菌	累及肺叶；纤维素性渗出性炎	咳铁锈色痰、胸痛、肺实变体征

2. 小叶性肺炎的基本病变特征是以细支气管为中心的化脓性炎，以下叶和背侧较严重。病灶大小不等，直径多在 1 cm 左右（相当于肺小叶范围），形状不规则，呈暗红或灰黄色。严重者病灶可融合成片或累及整个肺叶，形成融合性支气管肺炎。

小叶性肺炎多发生于机体免疫力低下的人群，致病菌多为正常上呼吸道常驻寄生菌，首先引起小支气管细支气管炎，而后发展成小叶性肺炎，因此病变表现以细支气管为中心。

8 - 3（呼 03）鼻咽癌

【思考题】

结合鼻咽癌的解剖学特点，考虑鼻咽癌患者可能出现哪些临床症状。

【参考答案】

鼻咽癌患者可能发生的症状：侵犯鼻腔——鼻塞、鼻衄、涕中带血；侵犯脑神经——视力障碍、头痛、面部感觉障碍等；侵犯咽鼓管及中耳——耳鸣、听力下降；侵犯口咽、舌根——吞咽困难；淋巴道转移——颈部淋巴结肿大。

8 - 4（呼 04）中央型（肺门型）肺癌

【思考题】

1. 中央型（肺门型）肺癌的肉眼形态和临床特点是什么？镜下多属于哪种组织学类型？

2. 中央型肺癌患者常出现声嘶，为什么？

【参考答案】

1. 中央型肺癌肉眼形态：肿块位于肺门，主要沿支气管向腔内生长，进一步发展可破坏支气管壁并累及周围肺组织及肺门淋巴结，在肺门形成较大肿块，与周围组织分界不清，受累支气管管腔狭窄或闭塞。

临床特点：肿瘤破坏支气管可引起咳嗽、咳痰、咯血；压迫支气管可引起胸闷、喘鸣、呼吸困难；侵犯纵隔压迫上腔静脉可引起上腔静脉综合征；侵犯颈部交感神经可引起霍纳（Horner）综合征。

镜下组织学类型主要为鳞状细胞癌或小细胞肺癌。

2. 肿瘤压迫或侵犯喉返神经可引起声嘶。

8-5（呼05）周围型肺癌

【思考题】

1. 周围型肺癌有何临床特点？镜下多属于哪种组织学类型？

2. 多结节（或多灶性）周围型肺癌与小叶性肺炎如何鉴别？

【参考答案】

1. 周围型肺癌起源于肺段以下的末梢支气管或肺泡，在临近肺膜处形成孤立结节状肿块，可侵犯胸膜，引起胸膜粘连、胸痛；周围型肺癌的临床症状出现较晚，当出现胸痛时，多为肺癌晚期。

镜下组织学类型多为肺腺癌。

2. 周围型肺癌与小叶性肺炎的鉴别见表2-4。

表2-4　周围型肺癌与小叶性肺炎的鉴别

	周围型肺癌	小叶性肺炎
病灶大小	2～8 cm，球状结节	0.5～1 cm
病灶分布	临近胸膜的肺周边	以细支气管为中心，散在分布，以下叶和背侧多见
胸膜侵犯	可累及	一般不累及
临床特点	咳嗽、咳痰，早期可无症状，抗炎治疗无效	多发于老、弱、病患者，发热、咳嗽、咳痰，抗感染治疗有效

8-6（呼06）支气管扩张症

【思考题】

如何从本标本所见解释本病的临床表现？

【参考答案】

支气管扩张时，慢性炎性渗出和黏膜腺体分泌增加并继发感染，导致囊性扩张的支气管内充满脓痰，引发咳嗽、咳脓痰，痰液臭腥味；若支气管壁血管壁受炎症破坏，可导致痰中带血或咯血。

二、玻片标本

8-7（实41）大叶性肺炎

【思考题】

1. 试从镜下所见解释大叶性肺炎的肉眼形态特点。

2. 从胸膜病变考虑患者临床上可能出现何种症状，为什么？

【参考答案】

1. 肺泡腔充满炎性渗出物，以中性粒细胞与纤维素渗出为主，并见少量红细胞及单核细胞；肺泡壁受压充血消退。充血消退，故肉眼见切面灰白色，质实如肝，称为灰色肝样变期；胸膜充血水肿并炎性纤维素性渗出。肉眼见病变肺叶的肺膜可见渗出纤维素被覆。

2. 胸膜表面炎症细胞及纤维素性渗出可引起胸痛、胸膜摩擦音，严重者可发生胸膜增厚粘连。

8 – 8 （实 42） 小叶性肺炎

【思考题】

1. 在镜下，小叶性肺炎与大叶性肺炎如何区别？
2. 小叶性肺炎属于哪一类型的炎症？

【参考答案】

1. 在镜下，小叶性肺炎以细支气管为中心，以中性粒细胞浸润为主，可有小脓肿形成及肺泡结构破坏；大叶性肺炎大致上可分 4 期，为纤维素性渗出性炎，肺组织一般不被破坏。

2. 小叶性肺炎属于急性化脓性炎。

8 – 9 （实 43） 间质性肺炎

【思考题】

1. 根据本切片的特点，指出间质性肺炎的病理诊断依据。
2. 间质性肺炎患者临床上出现明显的呼吸困难（缺氧），为什么？

【参考答案】

1. 间质性肺炎的病理诊断依据：病变主要发生在肺间质，炎症主要累及支气管、细支气管壁及周围组织和小叶间隔等肺间质，间质血管充血水肿，淋巴细胞、单核细胞浸润，肺泡间隔明显增宽，肺泡腔内无渗出物或仅见少量浆液。

2. 间质性肺炎时，间质炎性渗出及间质血管充血水肿，肺泡间隔增宽；部分肺泡腔渗出明显时，可形成透明膜。两者共同作用，影响肺泡气体交换，故出现呼吸困难。

8 – 10 （实 44） 肺气肿

【思考题】

1. 肺气肿为什么会导致肺动脉高压？
2. 从镜下所见解释肺气肿形成的原因。

【参考答案】

1. 肺气肿时，肺泡间隔破裂，毛细血管床受压和减少，导致肺循环阻力增加，形成肺动脉高压。

2. 支气管长期慢性炎症，导致肺通气阻力增加，使肺排气不畅，残气量过多，肺泡腔内压力升高，肺泡间隔断裂，肺泡融合形成较大的囊腔，致使肺气肿形成。

8－11 （实45）硅肺

【思考题】

1. 本例的硅结节属于早期还是晚期的改变？为什么？

2. 硅肺患者常伴有肺源性心脏病，从镜下改变解释其发生的原因。

【参考答案】

1. 本例硅结节属于晚期病变。

早期：细胞性结节，由巨噬细胞聚集形成。中期：纤维性结节，纤维母细胞增生。晚期：玻璃样结节，呈同心圆状，结节中央可见内膜增厚的血管。

2. 肺间质弥漫性纤维化，肺毛细血管床减少，肺循环阻力增加；硅结节内小血管呈闭塞性血管内膜炎，肺小动脉痉挛等均可导致肺循环阻力增加，从而引起肺源性心脏病。

8－12 （实46）小细胞肺癌

【思考题】

小细胞肺癌大体上多属于哪种类型？预后如何？

【参考答案】

小细胞肺癌大体上多属于中央型肺癌。本型肿瘤恶性程度高，生长迅速；一般不宜手术，对放化疗敏感。

8－13 （实47）肺腺癌

【思考题】

1. 肺腺癌大体上多属于哪一种类型？

2. 肺腺癌若发生淋巴道转移，最早见于哪一组淋巴结？若发生血道转移，常见于哪些器官？

【参考答案】

1. 肺腺癌大体上多属于周围型肺癌。

2. 肺腺癌若发生淋巴道转移，最早见于肺门淋巴结；血道转移多见于脑、肾上腺、骨等处。

8－14（实 48）鼻咽非角化性鳞状细胞癌，未分化型（鼻咽未分化型非角化性癌）

【思考题】

鼻咽非角化性鳞状细胞癌，未分化型，在组织学上有哪些特点？

【参考答案】

鼻咽非角化性鳞状细胞癌，未分化型，在组织学上的特点：细胞分化差，无角化现象；癌细胞排列呈大小不等、形状不规则的癌巢，与间质界限不明显，细胞体积较大，胞质丰富，细胞境界不清呈合体状；细胞核大呈空泡状，核膜清楚，可见 1～2 个大核仁；间质可见大量淋巴细胞浸润（旧称泡状核细胞癌）。

8－15（实 49）鼻咽非角化性鳞状细胞癌，分化型（鼻咽分化型非角化性癌）

【思考题】

鼻咽非角化性鳞状细胞癌，分化型（鼻咽未分化型非角化性癌），旧称鼻咽低分化鳞状细胞癌，在组织结构上有何根据？

【参考答案】

癌细胞体积较小，呈多角形、卵圆形或梭形，呈巢状、条索状排列，核仁常不明显，癌细胞境界较清楚，分化稍高者可有细胞间桥，但无角化现象，故旧称低分化鳞状细胞癌。

（刘旭斌）

第九章　消化系统疾病

一、大体标本

9－1（消 01）胃（A、B）或十二指肠（C、D）消化性溃疡

【思考题】

胃或十二指肠溃疡病会引起什么后果？上述临床表现是怎样发生的？

【参考答案】

胃或十二指肠溃疡病可引起出血、穿孔、幽门狭窄和癌变（十二指肠溃疡几乎不发生癌变）。

溃疡底部的毛细血管破裂可导致（少量）出血，实验室检查可示大便潜血阳性，大血管破裂时临床上可出现呕血及黑便，严重时可出现失血性休克，危及生命；溃疡穿孔时，胃或十二指肠内容物流入腹腔，可引起急性弥漫性腹膜炎，导致患者腹痛。

9－2 （消02）髓质型食管癌

【思考题】

1. 请根据各实验室具体标本判断大体类型。
2. 从标本分析，本病可引起哪些临床表现及后果？
3. 食管癌镜下多属于哪种组织学类型？

【参考答案】

1. 标本 C 为髓质型食管癌。
2. 早期食管癌临床上尚无明显症状；钡餐检查，食管基本正常或管壁轻度局限性僵硬。本例（标本 C）为中晚期，又称进展期食管癌，此时患者可出现吞咽困难等症状，因食管癌侵犯气管，形成食管－气管瘘，引起吸入性肺炎，故患者有发热、血痰及呼吸困难等临床表现。
3. 食管癌镜下多属于鳞状细胞癌。

9－3 （消03）溃疡型胃癌

【思考题】

溃疡型胃癌与胃慢性溃疡如何鉴别？临床上可有什么表现？

【参考答案】

溃疡型胃癌与胃慢性溃疡的鉴别要点见表2－5。

表2－5　溃疡型胃癌与胃慢性溃疡的鉴别要点

特征	溃疡型胃癌（恶性溃疡）	胃慢性溃疡（良性溃疡）
外形	不规则或火山喷口状	圆或椭圆
大小	直径大于 2 cm	直径一般小于 2 cm
深度	较浅（底有时高于胃黏膜）	较深（底部低于正常黏膜）
边缘	不规则，隆起	平整，不隆起
底部	凹凸不平，出血，坏死	平坦，清洁
周围黏膜	皱襞中断或增粗呈结节状	皱襞向溃疡集中

溃疡型胃癌的临床表现：上腹疼痛的节律性消失，即无消化性胃溃疡的饭后疼痛，食欲下降、体重减轻，可有黑便或呕血。

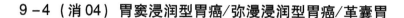

9 – 4 （消 04） 胃窦浸润型胃癌/弥漫浸润型胃癌/革囊胃

【思考题】

请结合标本所见解释其临床表现。

【参考答案】

标本 A、B、C 为胃窦近幽门处的浸润型胃癌，可致幽门梗阻，故进食后有饱胀感；伴有出血时，可有黑便或咖啡色呕吐物。标本 D 为癌细胞在全胃弥漫浸润，胃壁增厚、变硬，黏膜皱襞消失，消化液的分泌/蠕动等生理功能受损，故营养吸收不良/消化功能减退，继而体重锐减。

9 – 5 （消 05） 隆起型结肠癌

【思考题】

本例标本肉眼观属于哪一种类型的结肠癌？从标本所见可想到患者会出现哪些主要临床表现？如何早期诊断？

【参考答案】

本例标本（标本 C）属于隆起型结肠癌。

隆起型肿物可致肠腔狭窄，排便习惯改变及大便性状、颜色可能会有变化，也可出现腹部肿块及肠梗阻。

如果患者出现上述排便习惯及大便性状的改变，或者不明原因贫血、消瘦、大便潜血阳性，应行肠镜检查，明确有无肠道占位性病变及病变性质。

9 – 6 （消 06） 急性黄色肝萎缩

【思考题】

肝脏为什么会缩小、变软？这是真正的萎缩吗？为什么？

【参考答案】

肝细胞坏死广泛而严重，溶解坏死的肝细胞很快被清除，仅残留网状支架，且网架塌陷，故体积缩小，质地变软。

不是真正的萎缩。

因为实质细胞体积无缩小，而是实质细胞的大量坏死所造成的数目减少。

9 – 7 （消 07） 门脉性肝硬化

【思考题】

试解释门脉性肝硬化患者的临床表现及其他器官的解剖所见。

【参考答案】

肝硬化主要表现为门静脉高压和肝功能衰竭。标本 A 为肝功能衰竭表现（如各种原因所致水钠潴留而致面部浮肿，肝性脑病所致精神狂躁）；标本 B 主要表现为门静脉高压（食管胃底静脉曲张破裂所致的黑便及呕血，此外还有腹水、充血性脾肿大）及肝功能障碍表现（黄疸）；标本 C 主要表现为肝功能衰竭（低蛋白血症易致感染，感染易诱发肝性脑病出现神志昏迷）和门静脉高压症（脾淤血）；标本 D 表现为门静脉高压（食管下端静脉曲张并破裂致呕血，此外还有静脉侧支循环形成表现及脾淤血）。

9 -8 （消 08） 坏死后性肝硬化

【思考题】

试解释坏死后性肝硬化的临床表现及解剖所见，并比较坏死后性肝硬化与门脉性肝硬化的形态特点及鉴别要点。

【参考答案】

本例大体标本为坏死后性肝硬化，肝硬化主要表现为门静脉高压和肝功能衰竭，故标本 A、B、C、D 的患者临床表现为黄疸、昏迷（肝功能衰竭）和腹腔积液、充血性脾肿大、胃肠淤血及侧支循环形成如食管下段静脉曲张并破裂致呕血及黑便（门静脉高压）。

坏死后性肝硬化与门脉性肝硬化的形态特点及鉴别要点见表 2 - 6。

表 2 - 6　坏死后性肝硬化与门脉性肝硬化的形态特点及鉴别要点

类型	坏死后性肝硬化	门脉性肝硬化
肝脏外形改变	明显	明显
结节大小	不一致	相对一致
结节间纤维间隔	厚薄不一	较薄
肝脏颜色	黄绿色	黄褐色

9 -9 （消 09） 胆汁性肝硬化

【思考题】

胆汁性肝硬化是怎么引起的？

【参考答案】

各种原因引起的肝、内外胆道阻塞，持续胆汁淤积使肝细胞明显淤胆而变性、坏死，小叶间增生纤维组织分割包绕，从而引起胆汁性肝硬化，较少见。

9 -10 （消 10） 食管中/下段静脉曲张

【思考题】

食管静脉曲张发生的原因是什么？对患者有何影响？

【参考答案】

门静脉高压时，门静脉血经胃冠状静脉、食管静脉丛和奇静脉入上腔静脉，导致食管下段静脉曲张，表现为食管下段静脉呈串珠状结节，灰蓝色。

食管下段黏膜和黏膜下层静脉高度扩张，静脉血滞留和缺氧使黏膜上皮变性坏死，使表面上皮或黏膜破裂，可导致致命性大出血。

9-11（消11）肝硬化合并巨块型肝癌

【思考题】

本例标本的肝硬化属于哪种类型的肝硬化？肝癌与肝硬化的关系如何？

【参考答案】

本例标本的肝硬化属于门脉性肝硬化。

肝癌与肝硬化间关系密切。肝硬化是肝癌发生最重要的危险因素，一般经7年左右部分病例可发展为肝癌，其中以坏死后性肝硬化更多见；原发性肝癌同时合并肝硬化的比例高达80%以上。

9-12（消12）门脉性肝硬化合并多数结节型肝癌

【思考题】

1. 肝硬化结节与癌结节有何不同？
2. 原发性肝癌与肝内癌转移灶在肉眼观形态上有何不同？请结合第六章　6-5（瘤05）肺转移瘤标本进行思考。

【参考答案】

1. 肝硬化结节的大小差异不如癌结节悬殊，数目一般多于癌结节，结节内外组织质地差异不如癌结节明显，肝硬化结节不伴有出血/坏死。

2. 转移性癌结节遍布肝脏切面，界限清晰，结节边缘的肝组织可能有压迫性萎缩，结节内质地因原发癌灶类型不同而有差别，与肝组织间的差异较明显。原发性肝癌结节多为一大癌灶，可伴或不伴有卫星结节，癌灶过大时往往伴坏死及出血，癌结节中或边缘可有纤维性分隔（有时多结节性肝癌与转移性肝癌可能单凭肉眼形态难以区分）。

9-13（消13）家族性腺瘤性息肉病

【思考题】

家族性腺瘤性息肉病的息肉是肿瘤性还是非肿瘤性？有何后果？

【参考答案】

家族性腺瘤性息肉病的息肉是肿瘤性的，容易恶变（其癌变危险性达100%）。

二、玻片标本

9-16（实51） 慢性胃溃疡

【思考题】

慢性胃溃疡发生的可能原因有哪些？

【参考答案】

慢性胃溃疡的发生可能与胃液的消化作用、幽门螺杆菌感染、神经内分泌功能失调，以及某些药物（如非甾体抗炎药）、吸烟、饮酒等有关。

9-17（实52） 胃低分化腺癌

【思考题】

胃低分化腺癌的诊断标准是什么？

【参考答案】

胃低分化腺癌的诊断标准：癌组织不形成明显腺样结构（或腺样成分少，腺体形成占癌组织比例小），癌细胞弥漫或散在浸润性生长，分化程度差，异型性明显。

9-20（实53）门脉性肝硬化、毛玻璃样变肝细胞

【思考题】

本例有毛玻璃样肝细胞。它是慢性乙型肝炎病毒感染的证据，也说明了本例肝硬化是由慢性乙型肝炎演变而来；切片中仍见到慢性活动性肝炎的形态改变，请具体指出。

【参考答案】

可见肝小叶界板处的碎片状坏死，伴有淋巴细胞和浆细胞浸润。

9-21（实54）门脉性肝硬化

【思考题】

门脉性肝硬化的形态学特点（诊断要点）是什么？会引起哪些后果？

【参考答案】

门脉性肝硬化的形态学特点（诊断要点）：分布相对均匀、大小相对一致的假小叶及形成假小叶间纤维间隔较薄。

门脉性肝硬化会引起门脉高压和肝功能不全。

9-22（实55）门脉性肝硬化合并肝细胞癌

【思考题】

肝细胞癌的诊断标准有哪些？

【参考答案】

肝细胞癌的临床诊断标准：在所有的实体瘤中，唯有肝细胞癌可采用临床诊断标准，一般认为其诊断主要取决于三大因素，即慢性肝病背景、影像学检查结果及血清甲胎蛋白（α-fetoprotein，AFP）水平。但是学术界的认识和具体要求各有不同，常有变化，实际应用时也有误差，因此，结合我国的国情、既往的国内标准和临床实际，要求在同时满足以下条件中的（1）+（2）a 2 项或者（1）+（2）b +（3）3 项时，可以确立肝细胞癌的临床诊断：

（1）具有肝硬化及乙型肝炎病毒（hepatitis B virus，HBV）和/或丙型肝炎病毒（hepatitis C virus，HCV）感染（HBV 和/或 HCV 抗原阳性）的证据。

（2）典型的肝细胞癌影像学特征：同期多排 CT 扫描和/或动态对比增强 MRI 检查显示，肝脏占位在动脉期肿瘤实性部分明显强化，而静脉期或延迟期快速消退。

a. 如果肝脏占位直径≥2 cm，CT 和 MRI 2 项影像学检查中有 1 项显示肝脏占位具有上述肝细胞癌的特征，即可诊断肝细胞癌。

b. 如果肝脏占位直径为 1～2 cm，则需要 CT 和 MRI 2 项影像学检查都显示肝脏占位具有上述肝细胞癌的特征，方可诊断肝细胞癌，以加强诊断的特异性。

（3）血清 AFP≥400 μg/L 持续 1 个月或 ≥200 μg/L 持续 2 个月，并能排除其他原因引起的 AFP 升高，包括妊娠、生殖细胞源性肿瘤、活动性肝病及继发性肝癌等。

病理组织学和/或细胞学检查是肝细胞癌的诊断"金标准"的依据，但是在进行病理学诊断时仍然必须重视与临床证据相结合，全面了解患者的 HBV/HCV 感染情况、血清 AFP 和其他肿瘤标志物的检测结果及肝占位的影像学特征等情况。

肝细胞癌组织学诊断：肝细胞癌可以呈高分化也可以呈低分化，癌细胞常排列成梁索状，梁索之间衬覆血窦。高分化者类似肝细胞，可分泌胆汁；低分化者细胞异型性明显，可见巨核及多核瘤巨细胞。

9 –24（实 57）　慢性胃溃疡癌变

【思考题】

组织学上如何鉴别溃疡型胃癌与胃溃疡癌变？

【参考答案】

溃疡型胃癌属于进展型胃癌的一种类型，呈浸润性生长方式，癌组织表面因肿瘤坏死脱落形成溃疡，印戒细胞较多见于此类型。胃溃疡癌变是指在慢性胃溃疡基础上，上皮细胞经反复的损伤—修复—损伤，发生异型增生，并最终发展成癌。形态学可表现为溃疡底部或周边黏膜出现异型增生的腺体，细胞核大、深染，可见病理性核分裂象，呈黏膜内癌或浸润性癌改变；癌灶周围还可见呈反应性改变的不典型细胞或肠化细胞。

（汪跃锋）

第十章　淋巴造血系统疾病

一、玻片标本

10 - 4（实58）慢性髓细胞性白血病急性变累及肝脏

【思考题】

形态学上，白血病细胞浸润骨髓外器官有什么特点？

【参考答案】

白血病细胞浸润骨髓外器官一般不形成肿物，常弥漫浸润于间质，对实质细胞破坏较少、较慢。

10 - 5（实59）淋巴结经典型霍奇金淋巴瘤，混合细胞型

【思考题】

1. 霍奇金淋巴瘤病变组织内，哪些是肿瘤成分，哪些是非肿瘤成分？
2. 哪种细胞对霍奇金淋巴瘤具有诊断意义？

【参考答案】

1. 霍奇金淋巴瘤病变组织内，肿瘤成分为散在分布的大而异形的瘤细胞，为 Reed-Sternberg cell（RS 细胞）及其变异型；背景中大量的小淋巴细胞、组织细胞、嗜酸性粒细胞等炎症细胞为非肿瘤成分。
2. 特征性的双核 RS 细胞（镜影细胞）具有诊断意义。

10 - 6（实60）淋巴结滤泡性淋巴瘤

【思考题】

如何鉴别滤泡性淋巴瘤与淋巴滤泡反应性增生？

【参考答案】

滤泡性淋巴瘤与淋巴滤泡反应性增生的鉴别要点见表 2 - 7。

表2-7　滤泡性淋巴瘤与淋巴滤泡反应性增生的鉴别要点

	滤泡性淋巴瘤	淋巴滤泡反应性增生
淋巴结正常结构	消失	保存
淋巴滤泡	大小、形态较一致 弥漫分布，累及皮质和髓质 排列较紧密，常背靠背	大小不等、形态差异大 多位于皮质 滤泡间距较宽
淋巴滤泡结构	无滤泡的区带和极性分布 套区不明显，滤泡内细胞较单一	极性存在：明区与暗区结构存在 套区明显，滤泡内细胞不单一
结外侵犯	有	无

10-7（实61）淋巴结伯基特（Burkitt）淋巴瘤

【思考题】

滤泡性淋巴瘤、伯基特淋巴瘤分别属于非霍奇金淋巴瘤的哪一类型（B细胞淋巴瘤、T细胞淋巴瘤、NK细胞淋巴瘤）？

【参考答案】

滤泡性淋巴瘤为淋巴滤泡生发中心细胞来源的B细胞性肿瘤，伯基特淋巴瘤为淋巴滤泡生发中心细胞来源的高侵袭性B细胞性肿瘤。

（黎燕）

第十一章　泌尿系统疾病

一、大体标本

11-1（泌01）弥漫性硬化性肾小球肾炎

【思考题】

1. 肾脏体积为什么会变小？外形的改变明显吗？这种形态改变提示是局灶性病变还是弥漫性病变？

2. 肾脏表面的颗粒状表现是怎样产生的？

【参考答案】

1. 弥漫性硬化性肾小球肾炎又称为慢性肾小球肾炎，为不同类型肾小球肾炎发展的终末阶段，此时肾小球发生玻璃样变和硬化，毛细血管球血流量减少，病变肾单位的其他部位发生缺血性损伤，肾小管萎缩或消失，间质纤维化伴有淋巴细胞和浆细胞浸润。

外形改变明显：双侧肾脏体积缩小，表面呈弥漫细颗粒状；切面皮髓质分界不清，皮质变薄；肾盂周围脂肪组织填充。

这种形态改变提示是弥漫性病变。

2. 颗粒状外观的原因：不同肾小球病变程度不同，病变轻的肾单位出现代偿性改变即肾小球肥大和肾小管扩张并凸起于肾脏表面，成为颗粒状外观。

11 -2（泌 02）急性肾盂肾炎

【思考题】

急性肾盂肾炎与急性感染后肾小球肾炎的发病机理、病理变化和临床表现有何不同？

【参考答案】

急性肾盂肾炎与急性感染后肾小球肾炎的区别见表 2 - 8。

表 2 -8　急性肾盂肾炎与急性感染后肾小球肾炎的区别

	急性肾盂肾炎	急性感染后肾小球肾炎
发病机理	革兰氏阴性杆菌感染，通过下尿路逆行性感染；或金黄色葡萄球菌，通过血行性感染	循环免疫复合物沉积导致；多见于 A 组乙型溶血性链球菌感染，亦可见于其他病原体感染后
病理变化	主要累及肾小管及肾间质，表现为化脓性炎，肾小管管腔内可见中性粒细胞管型；肾间质可见中性粒细胞浸润或小脓肿形成	光镜：弥漫性内皮细胞和系膜细胞增生；肾小球固有细胞数量增多伴中性粒细胞浸润，毛细血管腔狭窄。免疫荧光：肾小球基底膜和系膜区颗粒状 IgG 和 C3 沉积。电镜：上皮下驼峰状电子致密物沉积
临床表现	腰痛，伴寒战高热，白细胞增高；肾区叩击痛；尿道刺激征（尿频、尿急、尿痛）	多见于儿童、青少年；急性肾炎综合征；血尿、蛋白尿、水肿、高血压

11 -3（泌 03）慢性肾盂肾炎

【思考题】

1. 慢性肾盂肾炎与弥漫性硬化性肾小球肾炎在形态特点上有何不同？

2. 标本切面可见肾盂肾盏扩张，有些标本可见结石，两者之间有何联系？

【参考答案】

1. 慢性肾盂肾炎与弥漫性硬化性肾小球肾炎的形态学区别见表 2 - 9。

表 2-9 慢性肾盂肾炎与弥漫性硬化性肾小球肾炎的形态学区别

	慢性肾盂肾炎	弥漫性硬化性肾小球肾炎
大体	体积缩小，外观不规则伴瘢痕形成，如为双侧病变，则双侧病变不对称，切面可见结石形成或肾盂肾盏扩张，肾盂黏膜粗糙	对称性病变，双肾体积缩小，表面呈细颗粒状；切面肾实质萎缩，皮髓质分界不清，肾门脂肪组织增生
肾单位病理改变	早期肾小球很少受累，肾球囊周围纤维化，晚期部分肾小球玻璃样变和纤维化；肾小管和间质为慢性非特异性炎改变	肾小球玻璃样变和球性硬化，健存肾小球代偿性肥大；肾小管萎缩或消失，健存肾小管扩张
临床表现	临床出现高血压、氮质血症和尿毒症，类似弥漫性硬化性肾小球肾炎的临床表现	进行性慢性肾炎综合征

2. 结石堵塞在肾盂肾盏或输尿管，可导致肾后性梗阻（泌尿道梗阻），因尿液潴留、肾积水使得肾盂肾盏充盈扩张。

11-4 （泌04）肾细胞癌

【思考题】

1. 为什么肾细胞癌多数肿物的体积较大？
2. 什么原因造成肿物切面的"多彩性"？

【参考答案】

1. 肾脏位于腹膜后，位置深，空间大；肾脏代偿能力较强，肾细胞癌早期症状不明显，不容易被早期发现。

2. 以肾透明细胞癌为例，肿瘤细胞胞质内含有大量糖原和脂类物质，肉眼观肿瘤切面呈黄色，易出血、坏死及囊性变，10%～15%的病例可见钙化和骨化，表现为红、黄、灰、白等多种颜色交错的"多彩性"。

11-5 （泌05）膀胱癌

【思考题】

膀胱癌好发于膀胱的哪个部位？其在镜下多属哪种组织学类型？

【参考答案】

膀胱癌好发于膀胱侧壁和膀胱三角近输尿管开口处。
其镜下组织学类型主要为尿路上皮癌。

11-6 （泌06）肾母细胞瘤

【思考题】

肾母细胞瘤与肾细胞癌的标本相比较，有何异同（可从大小、位置、边界、颜色、切面、质地等角度讨论），并思考为什么有这种不同。

【参考答案】

相同点：两者均为实性肿物，体积较大，边界清楚，可有假包膜形成，切面均可有出血、坏死或囊性变。

不同点：肾细胞癌切面呈多彩状，灰黄色为主；而肾母细胞瘤切面均质细腻，鱼肉状，灰白色。

不同的原因：肾细胞癌起源于肾小管上皮细胞，而肾母细胞瘤起源于后肾胚芽组织。

二、玻片标本

11-7（实62）弥漫性毛细血管内增生性肾小球肾炎

【思考题】

1. 为什么肾小球肾炎的诊断需要使用其他特殊染色？

2. 通过病理联系临床，从形态改变出发，推测患者会有何临床表现。

【参考答案】

1. 经皮肾穿刺进行肾活检对明确诊断、指导治疗和判断预后具有决定性作用，光学显微镜是最基本的方法，也是肾脏疾病病理学分类的基础；为了观察和分析肾小球和肾小管、基膜、系膜基质等结构中各种细胞成分、特殊蛋白的沉积等，需要借助多种特殊染色方法。

2. 肾小球体积不同程度增大，肾小球细胞数量增多，毛细血管腔变窄，呈贫血状，可致滤过率下降；肾小管病变轻微，重吸收功能基本正常，表现为尿量减少、水肿；肾小球内可见少量中性粒细胞浸润（释放水解酶和激活补体，损伤肾小球基底膜），可出现血尿、蛋白尿或其他管型。

11-8（实63）弥漫性新月体性肾小球肾炎

【思考题】

1. 细胞性新月体是如何演变为纤维性新月体的？

2. 为何病变一开始便可出现明显的血尿、蛋白尿和管型尿？

【参考答案】

1. 新月体主要由增生的壁层上皮细胞和渗出的单核细胞构成，可有中性粒细胞和淋巴细胞浸润，这些成分附着于球囊壁层，在毛细血管球外侧形成新月形结构；新月体细胞间有较多纤维素。早期新月体以细胞为主，称为细胞性新月体，之后胶原纤维增多，转变为纤维-细胞性新月体，最终成为纤维性新月体。

2. 弥漫性新月体性肾小球肾炎可见肾小球基底膜的缺损和断裂，肾小球滤过屏障受损，因此病变一开始便出现明显血尿、蛋白尿和管型尿。

11 – 9（实 64）弥漫性膜增生性肾小球肾炎

【思考题】

1. 双轨征在什么特殊染色下才能观察到？

2. 弥漫性膜增生性肾小球肾炎可以分为几种类型？仅通过光镜是否能准确进行分型？为什么？

【参考答案】

1. 六胺银与 PAS 染色显示增厚的肾小球基膜呈双轨状。

2. 弥漫性膜增生性肾小球肾炎可分为Ⅰ型和Ⅱ型两类。Ⅰ型约占原发性膜增生性肾小球肾炎的 2/3，由循环免疫复合物沉积引起，并有补体的激活；免疫荧光显示 C3 颗粒状沉积，并可出现 IgG 及 C1q 和 C4 等早期补体成分。Ⅱ型的患者出现补体替代途径的异常激活；免疫荧光显示 C3 沉积，通常无 IgG、C1q 和 C4 出现。

上述分型主要依据于免疫荧光检测相应的蛋白沉积，故不能通过光镜进行准确分型。

11 – 10（实 65）弥漫性硬化性肾小球肾炎

【思考题】

1. 硬化的肾小球所对应的肾小管为什么会萎缩？

2. 弥漫性硬化性肾小球肾炎镜下形态与何种疾病相仿？如何鉴别？

【参考答案】

1. 肾小管的血供由其对应肾小球的出球细动脉提供，肾小球硬化后出现血管腔狭窄或闭塞，同时间质纤维化进一步压迫走行于肾间质的血管，导致肾小管因缺血、缺氧而萎缩。

2. 弥漫性硬化性肾小球肾炎与高血压性肾损害相似。

其区别在于：弥漫性硬化性肾小球肾炎是由于其他原发性肾小球肾炎所导致的硬化性肾炎，在尚开放的肾小球中可以观察得到原发病的改变，如 FSGS 中的节段硬化、IgA 肾病中的免疫复合物沉积、膜性病变中的上皮侧免疫复合物沉积等，终末期病变往往合并继发性高血压出现小动脉内膜增厚或是细动脉玻璃样变性。高血压性颗粒性固缩肾的主要病理改变在肾血管，小动脉内膜不同程度的纤维化导致管腔狭窄，细动脉玻璃样变性，肾小球表现为球袢皱缩以及缺血性硬化性改变，亦可见到残存肾小球因出现高滤过的状态而体积增大，没有原发性肾小球肾炎中免疫复合物沉积等特有的改变。

11 – 11（实 66）急性肾盂肾炎

【思考题】

1. 试阐述肾盂黏膜会有何改变。

2. 病变严重时可有何并发症？

【参考答案】

1. 肾盂黏膜见局限或广泛的充血水肿，表面有脓性分泌物，黏膜下可有细小脓肿。

2. 病变严重时并发症有缺血性肾乳头坏死、肾周脓肿、肾盂积脓、急性肾功能衰竭及中毒性休克。

11-12（实67）慢性肾盂肾炎

【思考题】

1. 慢性肾盂肾炎与急性肾盂肾炎有何不同？〔提示：可从如下方面思考：肾实质（肾小球、肾小管）病变的性质与程度；肾间质病变的性质与程度；炎症细胞的种类。〕

2. 慢性肾盂肾炎与弥漫性硬化性肾小球肾炎相比较，有何不同？

【参考答案】

1. 慢性肾盂肾炎与急性肾盂肾炎的区别见表2-10。

表2-10　慢性肾盂肾炎与急性肾盂肾炎的区别

	慢性肾盂肾炎	急性肾盂肾炎
肾小球受累范围	早期肾小球很少受累，肾球囊周围可发生纤维化，后期部分肾小球出现玻璃样变性和纤维化	肾小球的病变不明显
肾小管	部分肾小管萎缩；部分肾小管扩张；管腔内有浓缩的蛋白管型，或形成"甲状腺滤泡"样结构	肾小管腔内有脓性分泌物（中性粒细胞管型）和肾小管坏死
肾间质	纤维组织弥漫增生，以慢性炎症细胞浸润为主，如淋巴细胞、浆细胞等单个核细胞成分	间质化脓性炎或脓肿形成

2. 慢性肾盂肾炎与弥漫性硬化性肾小球肾炎的区别详见表2-9。

11-13（实68）肾透明细胞肾细胞癌

【思考题】

本例的癌细胞为什么呈现"透明细胞"样的形态改变？透明细胞癌是否为肾脏所独有？

【参考答案】

本例的癌细胞胞质丰富、透明，透明胞质内含丰富的糖原和类脂质，在HE染色过程中被有机溶剂溶解，故胞质透明。

透明细胞癌不是肾脏独有，卵巢、肺及涎腺等均可发生透明细胞癌。

11-14（实69）肾母细胞瘤

【思考题】

联合镜下与大体标本的观察结果，比较肾细胞癌与肾母细胞瘤的异同。

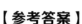

【参考答案】

此处肾细胞癌以透明细胞肾细胞癌为例，与肾母细胞瘤进行比较。

相同点：两者均为实性肿物，体积较大，边界清楚，可有假包膜形成，切面均可有出血、坏死或囊性变。

不同点：肾细胞癌癌细胞呈巢团状、腺泡样或腺管样、乳头样排列，胞质丰富透明；肉眼观为灰黄色，伴出血、坏死及钙化时，呈现多彩状。肾母细胞瘤则由未分化的肾母细胞、上皮样和间叶组织细胞构成，上皮样细胞呈片状或菊形团样结构，可形成不同阶段的幼稚的肾小球或肾小管样结构，故切面呈灰白色、鱼肉样。

11 –15（实70）膀胱尿路上皮癌

【思考题】

请思考本例膀胱尿路上皮癌的病理分级及其分级依据。

【参考答案】

本例为低级别乳头状尿路上皮癌。

分级依据：肿瘤细胞呈乳头状排列，大部分乳头纤细，少量融合；被覆尿路上皮层次增多，大部分极向存在，少部分排列稍紊乱；细胞核轻度不规则增大，异型性略明显，核仁不明显；可见核分裂象，但主要位于近乳头轴心处。

（张志梅）

第十二章　女性生殖系统及乳腺疾病

一、大体标本

12 –1（生01）子宫颈癌

【思考题】

子宫颈癌在镜下多属于何种组织学类型？其扩散、转移的方式是什么？

【参考答案】

子宫颈癌在镜下多为鳞状细胞癌（约占90%），少数为腺癌。

其扩散方式主要为直接蔓延，转移方式主要为淋巴道转移。

12 –2（生02）子宫内膜癌

【思考题】

子宫内膜癌在镜下常为哪种类型？本例标本 A、B、C、D 的早期临床表现有何共同点？

【参考答案】

子宫内膜癌在镜下常为子宫内膜样腺癌。

本例标本 A、B、C、D 的早期临床表现的共同点是绝经后阴道不规则流血。

12 -3（生03）葡萄胎

【思考题】

葡萄胎的后果如何？

【参考答案】

葡萄胎经彻底清宫后，绝大多数可痊愈；约 10% 的可转变为侵袭性葡萄胎，约 2.5% 的可恶变为绒毛膜癌。

12 -4（生04）侵蚀性葡萄胎

【思考题】

葡萄胎、侵蚀性葡萄胎、绒毛膜癌如何鉴别？其生物学行为有何特点？

【参考答案】

葡萄胎、侵蚀性葡萄胎、绒毛膜癌的鉴别见表 2 -11。

表 2 -11　葡萄胎、侵蚀性葡萄胎及绒毛膜癌的鉴别要点

	葡萄胎	侵蚀性葡萄胎	绒毛膜癌
先行妊娠	无	葡萄胎	各种妊娠
潜伏期	无	多在 6 个月以内	常超过 12 个月
绒毛形成	有	有	无
滋养层细胞增生程度	轻 - 重	轻 - 重，成团	重，成团
滋养层细胞异型性	轻度	>葡萄胎的异型性	异型明显、核分裂易见
浸润肌层	无	是	是
组织坏死	无	有	有
肺脑转移	无	少	较易
良恶性	良性	交界性	高度恶性

侵蚀性葡萄胎的生物学行为介于葡萄胎和绒毛膜癌之间，为交界性肿瘤，主要表现为局部侵袭性，少有转移。

12 -5（生05）子宫绒毛膜癌

【思考题】

子宫绒毛膜癌的肉眼特征是什么？其有什么生物学特征？

【参考答案】

子宫绒毛膜癌的肉眼特征是癌结节呈单个或多个血肿样肿块，可突入宫腔，常侵入肌层，伴有明显出血坏死，呈暗红或蓝紫色。

子宫绒毛膜癌的生物学特征是高度恶性，易血道转移，对化疗敏感，治愈率已接近100%。

二、玻片标本

12-6（实71） 纤维囊性乳腺病

【思考题】

本病与乳腺纤维腺瘤有什么相同和不同之处？

【参考答案】

相同点：均有乳腺腺体和间质纤维的增生。

不同点：

大体：纤维囊性乳腺病常发生于双侧乳腺，形状不规则，界限不清；可伴囊肿形成，囊肿大小不一。乳腺纤维腺瘤大体呈圆形或卵圆形，表面光滑，包膜完整，与周围组织分界清楚；切面可见裂隙状区域。

镜下：纤维囊性乳腺病可见小叶结构，无包膜，囊肿上皮可见大汗腺化生。乳腺纤维腺瘤无小叶结构，具包膜；肿瘤内腺体可被增生的纤维组织挤压呈裂隙状；间质常疏松，伴黏液样变，也可发生玻璃样变。

12-8（实73） 子宫绒毛膜癌

【思考题】

子宫绒毛膜癌的转移途径以哪一种多见？为什么？

【参考答案】

子宫绒毛膜癌以血道转移多见。

由于肿瘤自身无间质血管，依靠其较强的侵袭破坏宿主血管的能力获取营养，因此极易经血道转移。

12-10（实75） 宫颈鳞状细胞癌

【思考题】

在既往的实习中，与本例同样的形态学改变还可见于哪些器官？

【参考答案】

与本例同样的形态学改变还可见于皮肤、口腔黏膜、食管等器官。

12 –11 （实76）子宫内膜样癌，2 级

【思考题】

在既往的实习中，与本例同样的形态学改变还可见于哪些器官？

【参考答案】

与本例同样的形态学改变还可见于胃、结肠等器官。

（甄甜甜）

第十三章 内分泌系统疾病

玻片标本

13 –5 （实78）甲状腺乳头状癌

【思考题】

1. 常见甲状腺滤泡上皮来源的肿瘤，除上述切片见到的组织学类型外，还有哪几种？它们有什么特点？其恶性程度如何？

2. 甲状腺除滤泡上皮发生的肿瘤外，还有哪种上皮可发生肿瘤？它有什么形态和机能特点？

【参考答案】

1. 常见甲状腺滤泡上皮来源的肿瘤，除上述切片见到的组织学类型外，还有以下几种：

（1）甲状腺腺瘤：中青年女性多见；肿瘤生长缓慢，随吞咽活动而上下移动。肉眼所见：多为单发，圆形或类圆形，直径 3～5 cm，切面实性，色暗红或棕黄；有完整包膜，常压迫周围组织。镜下所见：肿瘤组织包膜完整，包膜内可见甲状腺滤泡，滤泡形态因不同组织学亚型而形态各异。此型肿瘤是常见的良性肿瘤。

（2）滤泡性癌：占 5%～15%，常见于女性。肉眼所见：灰白色结节，有包膜，部分包膜不完整，部分可侵犯周围组织。镜下所见：由不同分化程度的滤泡构成；常侵犯包膜、血管；镜下观察到包膜或血管侵犯是诊断滤泡性癌的确切依据。此型肿瘤是仅次于甲状腺乳头状癌的恶性肿瘤，恶性程度较甲状腺乳头状癌高，预后差。

（3）未分化癌：较少，平均发病年龄约 65 岁，男女无差别。肉眼所见：肿块较大，无包膜，切面灰白色，常有出血、坏死；广泛浸润破坏周围组织。镜下所见：癌细胞大小、形态不一，核分裂象多见。此型肿瘤恶性度高，生长快，早期即可浸润、发生血道转移；预后差，多数病例在 1 年内死亡，又称间变性癌。

2. 甲状腺滤泡旁细胞（C 细胞）也可发生肿瘤，发生的恶性肿瘤为髓样癌，恶性

程度不一，属于 APUD 系统肿瘤；占甲状腺癌的 5%，多发于 40～60 岁，部分为家族性常染色体显性遗传。肉眼所见：单发或多发，可有假包膜，大小为 1～11 cm，黄褐色，质实质软。镜下所见：癌细胞形态多样，常排列呈实体片巢状、乳头状或滤泡状，间质常有淀粉样物质沉积；约 90% 的肿瘤细胞分泌降钙素（calcitonin，CT），临床上可导致严重腹泻和低钙血症。

13 -7（实 80）弥漫性毒性甲状腺肿

【思考题】

根据本例所见的组织学形态，请指出患者可能出现哪些临床症状。

【参考答案】

弥漫性毒性甲状腺肿形态学表现为滤泡上皮增生呈高柱状，有的呈乳头状增生；滤泡腔内胶质稀薄，滤泡周边胶质可见大小不一的吸收空泡；以上形态学提示为甲状腺滤泡上皮产生的甲状腺素更多的释放入血，导致血中甲状腺素过多。临床主要表现为甲状腺肿大、T3 及 T4 升高、基础代谢率高和神经兴奋性升高，如心悸、多汗、多食、消瘦、脉搏快、手震颤、突眼、皮肤病变等。

（黄蕾蕾）

第十四章　神经系统疾病

一、大体标本

14 -1（神 01）脑积水

【思考题】

导致脑积水的原因有哪些？上述标本各属于交通性脑积水还是非交通性脑积水？

【参考答案】

肿瘤、脑出血、感染等引起的脑脊液循环通路梗阻、脑脊液分泌吸收功能障碍均可引起脑积水。

本例标本 A 为鞍区肿瘤，可引起脑脊液循环通路梗阻，是非交通性脑积水；标本 B、C、D 为炎症性病变，可导致脑脊液吸收功能障碍，全脑室扩张，属于交通性脑积水。

14 -2（神 02）脑脓肿

【思考题】

化脓性细菌可通过哪些途径进入脑组织内形成脓肿？

【参考答案】

化脓性细菌进入脑组织形成脓肿的途径：①血源性感染，败血症或脓毒血症时，化脓菌可以经过血流抵达脑脊髓膜，进入蛛网膜下隙引起化脓性炎症。②局部扩散，如颅骨开放性骨折、乳突炎、中耳炎等扩散。③直接感染，如创伤或医源性感染等。

14 - 3 （神 03）大脑弥漫性胶质瘤

【思考题】

列举常见的大脑成人型弥漫性胶质瘤（WHO 3～4 级）类型，可引起哪些脑的继发性改变？

【参考答案】

常见的大脑成人型弥漫性胶质瘤（WHO 3～4 级）类型：弥漫性星形细胞瘤，异柠檬酸脱氢酶（IDH）突变型（WHO 3～4 级）；少突胶质细胞瘤 IDH 突变和 1p/19q 共缺失型（WHO 3 级）；胶质母细胞瘤，IDH 野生型（WHO 4 级）。

可引起继发性改变，如脑水肿、颅内高压、周围脑实质受压而扭曲变形等。

14 - 4 （神 04）大脑弥漫性胶质瘤累及多个脑叶

【思考题】

请根据标本所见解释临床发现的症状及体征。

【参考答案】

双侧白质均累及——病变累及双侧大脑实质，故双侧肢体均表现出临床症状，对侧肢体偏瘫；左侧白质区病变较右侧明显——右侧肢体瘫痪早于左侧；病变累及范围广且灰质变薄——意识障碍、智力减退；灰质变薄——失语（累及语言功能区）；侵及内囊——造成对侧肢体偏瘫；侵及基底节苍白球——上下肢肌张力增高，锥体束征阳性。

14 - 5 （神 05）脑膜瘤

【思考题】

脑膜瘤好发于什么部位？此种肿瘤对人体有什么影响？

【参考答案】

脑膜瘤的好发部位：大脑凸面矢状窦旁多见，其次为蝶骨嵴、嗅沟、鞍旁、桥小脑角、小脑幕及脊髓胸段等。

脑膜瘤主要通过压迫邻近脑组织而产生相应的临床症状，因颅内占位，可致颅内高压。

14 - 6 （神 06）听神经瘤/神经鞘瘤

【思考题】

听神经瘤/神经鞘瘤好发于什么部位？神经鞘瘤与神经纤维瘤的肉眼所见和镜下各

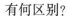

有何区别？

【参考答案】

听神经瘤/神经鞘瘤好发于前庭神经或蜗神经。

神经鞘瘤与神经纤维瘤肉眼所见区别：神经鞘瘤好发于听神经、神经根或四肢屈侧较大的神经干，界限清楚，可有包膜，典型者边缘包膜内可见周围神经结构，切面灰白灰黄，半透明或呈质韧的旋涡状；神经纤维瘤好发于皮肤或皮下，单发或多发，结节状，无包膜，切面灰白、胶冻状。镜下区别：神经鞘瘤组织学上可见由 Antoni A 和 Antoni B 两种结构共同构成，即密集的梭形细胞排列区（Verocay 小体）及稀疏排列的星芒状细胞和微囊；神经纤维瘤组织学上由肿瘤性施万细胞、神经束膜细胞和纤维母细胞构成，镜下可见波浪状、逗点状、括弧状梭形细胞，间质可见 "碎胡萝卜丝" 样胶原纤维，并可见残存的神经轴索。

二、玻片标本

14 - 7（实 81）流行性乙型脑炎

【思考题】

以流行性乙型脑炎为例，描述病毒性脑炎的组织学特征。

【参考答案】

病毒性脑炎的组织学特征：①脑实质内血管扩张充血，血管周围间隙增宽；脑组织水肿；淋巴细胞围绕血管周围间隙，形成淋巴细胞袖套状浸润。②神经细胞变性坏死，少突胶质细胞围绕变性神经元形成卫星现象，小胶质细胞吞噬坏死神经元形成噬神经细胞现象。③局灶脑组织液化性坏死，形成筛网状软化灶。④小胶质细胞增生形成胶质小结。

14 - 8（实 83）脑膜瘤，WHO 1 级

【思考题】

除脑膜瘤外，砂砾体还可以出现在哪些疾病的切片中？

【参考答案】

除脑膜瘤外，砂砾体还可以出现在甲状腺乳头状癌、卵巢浆液性癌、肾乳头状癌等肿瘤组织切片中。

14 - 11（实 82）弥漫性星形细胞瘤，IDH - 1 突变型，WHO 2 级

【思考题】

正常大脑白质与弥漫性低级别星形细胞瘤的组织学特点有什么区别？

【参考答案】

弥漫性低级别星形细胞瘤的肿瘤性细胞对比正常大脑白质中的星形细胞具有轻度的异型性，表现为细胞核深染、增大或拉长等改变，细胞密度轻度增加，可见肿瘤性卫星现象，肿瘤细胞浸润性生长破坏轴突完整性。

14 – 14（实86）小脑髓母细胞瘤，WHO 4 级

【思考题】

根据髓母细胞瘤的细胞形态，如何理解脑胚胎性肿瘤的病理学特征？

【参考答案】

髓母细胞瘤的肿瘤细胞形态比较原始幼稚，形态均一，核浆比大，胞浆不明显，染色质细颗粒状，排列密集，可见 Homer – Wright 菊形团结构，有时会见到多向分化表现，如横纹肌、神经元、软骨或上皮分化成分。

（田甜）

第十五章　骨肿瘤

一、大体标本

15 – 1（骨01）股骨下端骨巨细胞瘤

【思考题】

骨巨细胞瘤与骨肉瘤的大体病理形态有何不同？

【参考答案】

骨巨细胞瘤好发于长骨骨端，而骨肉瘤好发于长骨干骺端。骨巨细胞瘤多呈偏心性、膨胀性生长，早期灰白色、实性，后期棕红色、质软，较大的肿瘤常有坏死、出血及囊性变；溶骨性破坏骨质，周围常有一层薄的反应性骨壳包绕，外围有薄层纤维组织。骨肉瘤多呈梭形实性肿块，出血、坏死及囊性变较骨巨细胞瘤少见，切面呈多彩状、有沙砾感；肿瘤一般位于干骺端髓腔内，向周围骨皮质浸润，有时会形成软组织肿块。

15 – 2（骨02）软骨肉瘤

【思考题】

软骨肉瘤与正常软骨的大体病理形态有何不同？

【参考答案】

软骨肉瘤多呈半透明、灰白色、分叶状，形态不规则，其内常有淡黄色点状钙化或骨化灶，常发生黏液样变、囊性变及出血等继发性改变。正常软骨呈乳白色，稍带淡蓝色，半透明状，略具弹性和韧性。

二、玻片标本

15－3（实87）骨肉瘤

【思考题】

如何区分肿瘤组织中的骨组织是肿瘤细胞形成的骨质还是正常残留的骨小梁？

【参考答案】

正常残留的骨小梁是成熟的板层状骨，由平行排列的骨板和骨细胞构成，形态规则、有极向。肿瘤细胞形成的骨质形态多种多样，成熟程度不一致，排列紊乱，没有极向，形态不规则，可呈梁状、片块状、花边状等。

15－4（实88）骨巨细胞瘤

【思考题】

骨巨细胞瘤的哪些肿瘤生物学行为可证实这种肿瘤的中间型肿瘤性质？

【参考答案】

骨巨细胞瘤是一种侵袭性骨肿瘤，术后可局部复发，偶有转移。

15－5（实100）软骨肉瘤

【思考题】

软骨肉瘤与正常软骨的组织学特点有什么不同？

【参考答案】

软骨肉瘤由肿瘤性的软骨细胞和软骨基质构成，分叶状，基质可发生黏液样变，瘤组织间可见出血坏死，肿瘤细胞具异型性，形态不规则，大小不一，核肥大、畸形，染色质丰富深染，出现双核或多核细胞，可见病理性核分裂象。正常软骨组织由软骨基质和软骨细胞构成，软骨基质呈嗜碱性，软骨细胞充满于软骨陷窝内，周边幼稚细胞较小、呈扁圆形、单个分布，深部细胞逐渐成熟长大、成群分布，胞核圆形或卵圆形、染色浅淡、有1个或几个核仁，胞质弱嗜碱性。

（王珏）

第十六章　感染性疾病

一、大体标本

16 −1（传01）原发性肺结核合并淋巴道及/或血道播散

【思考题】

原发性肺结核的病变特点是什么？主要播散方式是什么？

【参考答案】

原发性肺结核的病变特点是原发复合征（primary complex），又称冈氏综合征，表现为肺的原发灶、淋巴管炎和肺门淋巴结结核；原发灶以右肺多见，通常只有1个，常位于通气较好的上叶下部或下叶上部靠近胸膜处，形成直径1～1.5 cm的灰白色、圆形、炎性实变病灶；影像学可见原发灶和肺门淋巴结阴影，并由淋巴管炎的较模糊的条索状阴影相连，形成哑铃状阴影。

主要播散方式：淋巴道播散、血道播散。

16 −2（传02）肺粟粒性结核

【思考题】

这一类型肺结核是通过什么途径播散的？

【参考答案】

播散途径见图2−1。

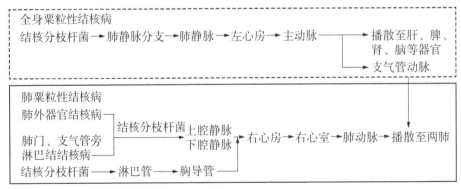

图2−1　肺粟粒性结核的播散途径

16 - 3（传03）干酪样肺炎

【思考题】

干酪样肺炎的后果如何？

【参考答案】

干酪样肺炎患者临床上会出现严重的中毒症状，病情危重，预后差，病死率高，故有"奔马痨"之称。

16 - 4（传04）继发性肺结核早期病变（局灶型肺结核）

【思考题】

继发性肺结核对机体有什么影响？

【参考答案】

临床上患者常无自觉症状和明显体征，属于非活动性肺结核，多在体检时发现，若患者免疫力增强，病灶可发生纤维化或钙化而自愈；若患者免疫力低下，可发展成浸润型肺结核。

16 - 5（传05）慢性纤维空洞性肺结核

【思考题】

慢性纤维空洞性肺结核有什么特点？是如何形成的？空洞形成的后果如何？

【参考答案】

慢性纤维空洞性肺结核的特点：①厚壁空洞。这是最重要、最基本的改变。②空洞内的干酪样坏死物质不断经与其相连的支气管向外排出，向肺下部播散，形成许多新旧不一、大小不等、上旧下新、病变类型不同的结核病灶。③后期由于肺组织被严重破坏而导致肺组织弥漫性纤维化，胸膜增厚并与胸壁粘连，肺组织体积变小、变形、变硬，严重影响肺功能。

慢性纤维空洞性肺结核由浸润性肺结核的急性空洞发展而来。

空洞可以长期存在，因与支气管相通，空洞内的结核分枝杆菌可随痰液及飞沫长期向外界排出；若患者经常排出含菌痰液，可引起喉结核；咽下含菌痰液可引起肠结核；空洞穿破胸膜可引起气胸或脓气胸。

16 - 6（传06）肺结核球/结核瘤

【思考题】

1. 肺结核球是如何形成的？

2. X 线检查发现肺部致密阴影，应考虑哪些疾病？它们的病变特点如何？

【参考答案】

1. 肺结核球的形成：①浸润性肺结核转向痊愈时，干酪样坏死灶由纤维包裹形成；②厚壁结核空洞的引流支气管阻塞，空洞由干酪样坏死物充填；③多个干酪样坏死灶融合并被增生的纤维组织包裹。

2. X线检查发现致密阴影，应考虑下列疾病：①肺结核球。有纤维包裹的境界清楚的干酪样坏死灶。②肺癌。边界往往不清，呈毛刺样；镜下可见异型细胞浸润性生长。③炎性假瘤。病史较长，边界较清；镜下由增生的纤维母细胞及血管构成，伴慢性炎症细胞浸润。④真菌感染引起的肉芽肿性炎。边界较清；镜下可见大量类上皮细胞增生，伴多核巨细胞反应及炎症细胞浸润；特殊染色可识别病原菌。⑤硬化性肺泡细胞瘤。一种好发于年轻女性的良性肿瘤，边界较清；镜下主要由实性区、乳头状区、出血区和硬化区构成，细胞异型性不明显。⑥肺脓肿。患者可有咳嗽、咳脓痰和血痰，不规则发热伴贫血和消瘦等，并可有杵状指（趾）等临床表现；X线片示病灶中有厚壁的透亮空洞；镜下主要为化脓性炎并脓肿周围纤维组织增生。

16-8 （传08）溃疡型肠结核

【思考题】

肠结核如何分型？经何途径扩散而来？肠结核的并发症有哪些？如何与肠伤寒鉴别？

【参考答案】

肠结核有原发性和继发性两类；根据病变特点不同，肠结核病可分为溃疡型和增生型两类。

原发性肠结核一般由饮用含有结核分枝杆菌的牛奶或乳制品而感染。继发性肠结核绝大多数来源于活动性空洞型肺结核病，因反复咽下含有结核分枝杆菌的痰液所致。

肠结核并发症根据类型不同而表现不同：①溃疡型肠结核的并发症：典型的肠结核溃疡多呈环形或带状，其长轴与肠管长轴垂直，溃疡愈合后由于瘢痕收缩可致肠腔狭窄，纤维蛋白渗出可致邻近肠管与大网膜粘连，溃疡底部血管因长期受到炎症刺激发生闭塞并有血栓形成，加之肠壁组织有纤维性增生而肥厚，故很少引起肠出血和穿孔。②增生型肠结核的并发症：肠壁内大量结核性肉芽组织形成和纤维组织显著增生；肠壁高度增厚、肠腔狭窄，黏膜面可有浅溃疡或息肉形成；临床上表现为慢性不全性低位肠梗阻症状，右下腹可触及肿块。

肠结核与肠伤寒的鉴别：肠伤寒形成的溃疡往往与肠的长轴平行，溃疡进一步发展会导致肠出血或肠穿孔；肠结核溃疡多呈环状或带状，其长轴与肠管长轴垂直，可致肠腔狭窄，而肠出血和肠穿孔少见。

16-9 （传09）肾结核（合并有输尿管结核）

【思考题】

肾结核是如何形成的？它与急性肾盂肾炎、慢性肾盂肾炎如何鉴别？

【参考答案】

肾结核多为单侧性，约10%的为双侧性，结核分枝杆菌多来自肺结核病的血源性播散；病变开始于肾皮髓质交界处或肾锥体乳头；最初为局灶性结核病变，随着病程发展，病灶不断扩大并发生干酪样坏死，局部形成结核性空洞，严重时肾组织大部分被破坏，肾功能丧失。

肾结核与急性肾盂肾炎、慢性肾盂肾炎的鉴别：①肾结核是由结核分枝杆菌引起的；急性肾盂肾炎、慢性肾盂肾炎是由细菌直接感染引起的肾盂和肾间质的化脓性炎症；②两者在临床上均可表现为血尿、脓尿、尿频、尿急和尿痛等膀胱刺激症状，但尿常规及尿细菌检查有助于两者的鉴别。③肾结核可见结核结节，典型者有干酪样坏死；急性肾盂肾炎、慢性肾盂肾炎镜下肾间质可见化脓性病灶，肾小管上皮细胞不同程度变性、坏死和液化，小管内充满了脓细胞，肾间质充血水肿，大量中性粒细胞浸润，严重者有脓肿形成。

16 –10 （传10） 椎骨结核

【思考题】

椎骨结核是怎样发生的？

【参考答案】

椎骨结核多由血源播散所致。病变常由松质骨和红骨髓内的小结核病灶开始，进一步发展为干酪样坏死伴肉芽组织形成，病变进展可破坏椎间盘和邻近椎体。由于病变椎体不能负重而塌陷呈楔形，造成脊柱后凸畸形，可压迫脊髓引起截瘫。坏死物液化后可在骨旁形成结核性脓肿，因局部无红肿热痛，故有"冷脓肿"之称。

16 –11 （传11） 肠伤寒 （髓样肿胀期）

【思考题】

肠伤寒时回肠的淋巴小结为什么会引起肿胀？

【参考答案】

伤寒杆菌随污染的饮水或食物进入消化道后，一部分被胃酸灭活，另一部分则进入小肠，穿过小肠黏膜上皮细胞进入肠壁的淋巴组织，特别是回肠下段的集合淋巴小结和孤立淋巴小结，从而引起巨噬细胞增生。增生的巨噬细胞可以吞噬伤寒杆菌、红细胞、淋巴细胞及坏死细胞碎片，形成伤寒细胞。伤寒细胞常常聚集成团形成小结节，即伤寒肉芽肿。集合淋巴小结内大量伤寒肉芽肿形成导致淋巴小结肿胀，形成脑回样隆起。

16 –12 （传12） 肠伤寒 （坏死期）

【思考题】

1. 集合淋巴小结和孤立淋巴小结为什么发生坏死？有什么后果？
2. 你所学过的回盲部溃疡性病变有哪些？各种病变的特征及后果如何？

【参考答案】

1. 坏死的原因：伤寒杆菌导致的过敏反应、细菌释放的内毒素、伤寒细胞大量增生压迫毛细血管导致淋巴组织局部缺血。

坏死后会形成溃疡，进一步发展会导致肠出血或肠穿孔。

2. 回盲部溃疡性病变有溃疡性结肠炎、克罗恩病、肠结核和肠伤寒。

溃疡性结肠炎：一般累及直肠和乙状结肠，偶可累及回肠。病变呈连续性溃疡病变，往往累及黏膜面。病程较长者损伤和修复交替进行，黏膜萎缩，肉芽组织形成，纤维化和瘢痕形成。并发症：肠周围脓肿、腹膜炎及肠瘘、中毒性巨结肠。

克罗恩病：是一种局限性肠炎或节段性肠炎，主要累及回肠末段。病变呈跳跃性、节段性分布，黏膜面可有裂隙状溃疡，黏膜下层高度水肿，可见肉芽肿形成。并发症：肠梗阻、肠穿孔，慢性病例可伴肠黏膜异型增生，甚至癌变。

肠结核：典型的肠结核溃疡多呈环形或带状，其长轴与肠管长轴垂直，溃疡愈合后由于瘢痕收缩可致肠腔狭窄，纤维蛋白渗出可致邻近肠管与大网膜粘连，溃疡底部血管因长期受到炎症刺激发生闭塞并有血栓形成，加之肠壁组织有纤维性增生而肥厚，故很少引起肠出血和穿孔。

肠伤寒：伤寒肉芽肿，形成的溃疡往往与肠的长轴平行，溃疡进一步发展会导致肠出血或肠穿孔。

16 -13（传13）化脓性脑膜炎

【思考题】

化脓性脑膜炎与结核性脑膜炎的病变有何区别？

【参考答案】

化脓性脑膜炎：常在冬、春季节流行，患者多为儿童和青少年。临床表现为高热、头痛、呕吐、脑膜刺激征。肉眼：蛛网膜下隙可见灰黄色脓性渗出物，大脑凸面与脑底部的脚间池和视交叉池处的病变最为严重。镜下：蛛网膜血管扩张充血，蛛网膜下隙可见大量中性粒细胞、纤维素渗出及少量淋巴细胞和巨噬细胞浸润。

结核性脑膜炎：多数由结核分枝杆菌经血源性播散引起。临床表现除结核中毒症状，还可出现颅内高压和脑膜刺激症状；多发生在大脑、小脑、脊髓和脑底部等处，以脑底部最为明显。肉眼：蛛网膜下隙内有大量灰黄色、浑浊的胶冻样渗出物积聚。镜下：蛛网膜下隙增宽，其内有多量浆液、纤维蛋白、巨噬细胞和淋巴细胞渗出，可见干酪样坏死。

二、玻片标本

16 -21（实习95）皮肤瘤型麻风

【思考题】

结核样型麻风和瘤型麻风的组织学改变有何异同？

【参考答案】

结核样型麻风：镜下类似结核病的肉芽肿，散在于真皮浅层，常围绕在小神经、小血管和皮肤附件周围，有时和表皮接触；肉芽肿主要由上皮样细胞构成，偶有朗汉斯巨细胞，周围有较多淋巴细胞和浆细胞浸润，病灶中央极少有干酪样坏死，抗酸染色一般不见抗酸菌。

瘤型麻风：多位于真皮层，表皮和真皮间有一层无细胞浸润的区域，称为无浸润带；肉芽肿主要由大量泡沫细胞构成，周围有少量淋巴细胞和浆细胞浸润；泡沫细胞内含有多量麻风杆菌，可形成麻风球。病灶内不出现上皮样细胞，淋巴细胞也较少见；抗酸染色可识别病灶中大量抗酸杆菌。

（李辉）

第十七章　寄生虫病

一、大体标本

17 –1（寄 01）血吸虫病性肝硬化

【思考题】

血吸虫病性肝硬化与门脉性肝硬化的形态特点有何不同？会引起什么后果？

【参考答案】

血吸虫性肝硬化：肉眼观，肝体积缩小，表面形成粗大隆起结节，切面见门静脉分支周围纤维组织增生呈树枝状分布，称为干线型或管道型肝硬化。门脉性肝硬化：肉眼观，肝体积缩小，重量减轻，表面呈小结节状，大小相仿，最大结节直径不超过 1.0 cm，切面见小结节间为纤维组织条索包绕。

血吸虫病性肝硬化门静脉高压症状出现早且严重。

17 –3（寄 03）结肠阿米巴痢疾

【思考题】

结肠阿米巴痢疾与细菌性痢疾在发病部位、肉眼改变及临床症状上有何区别？

【参考答案】

结肠阿米巴痢疾与细菌性痢疾的区别见表 2 –12。

表 2 − 12　结肠阿米巴痢疾与细菌性痢疾的区别

	结肠阿米巴痢疾	细菌性痢疾
发病部位	最常累及盲肠、升结肠	主要发生在大肠，尤以乙状结肠和直肠为重
肉眼改变	早期黏膜形成略凸起、针头大小的灰黄色坏死、糜烂，后可形成口小底大的烧瓶状溃疡	假膜性炎似糠皮状，位于黏膜皱襞顶端，逐渐融合，脱落后形成大小不等、形状不规则的地图状表浅溃疡
临床症状	腹痛、腹泻，形成典型的酱褐色、腐败伴腥臭的脓血便，里急后重症状不明显	腹痛、腹泻，黏液脓血便，偶见排出片状假膜，伴里急后重

17 − 4（寄04）　阿米巴性肝脓肿

【思考题】

阿米巴性肝脓肿是如何产生的？其发生部位和形态有何特点？其与细菌性肝脓肿如何区别？有何后果？

【参考答案】

阿米巴性肝脓肿的发生是肠阿米巴滋养体通过侵入肠壁小静脉、肠系膜静脉、门静脉最终进入肝脏而发病。

阿米巴性肝脓肿常位于肝右叶，其形态特点：脓肿内容物为阿米巴溶解组织所致的液体性坏死物质和陈旧性血液混合而成的果酱样物，脓肿壁上附着尚未彻底液化坏死的门管区纤维结缔组织、血管和胆管等，呈破棉絮状外观。

阿米巴性肝脓肿与细菌性肝脓肿区别：阿米巴性肝脓肿一般为单个，大小不一，脓肿内容物为果酱样，肿壁上附着尚未彻底液化坏死的门管区纤维结缔组织、血管和胆管等，呈破棉絮状外观；细菌性肝脓肿较小，常为多发性，脓液黄白色，彻底液化坏死的脓液流走后形成囊腔，囊腔内表面可见残余灰黄色脓性渗出物。

阿米巴肝脓肿可继续扩大并向周围组织蔓延，形成膈下脓肿、脓胸、肺脓肿、阿米巴性胸、腹膜炎或阿米巴炎症等。慢性阿米巴肝脓肿常继发细菌感染而形成混合性脓肿。

二、玻片标本

17 − 5（实98）结肠阿米巴痢疾

【思考题】

本例切片所见的溃疡属急性还是慢性？从炎症分类的角度来看，它是哪一种类型的炎症？

【参考答案】

本例切片标本所见的溃疡属急性，属于以组织溶解液化为主的变质性炎。

（黎燕）

第三部分　CBL 临床病例病理讨论及参考答案（30例）

病例 1

一、病历摘要

患者男性，26 岁，服务员。

主诉：发作性心悸 10 余天，突发神志不清、右侧肢体无力 1 天。

现病史：患者自诉 4 年前偶有劳动后心悸，休息后可缓解，1 个多月前因"龋齿"拔牙后出现发热，自行服用退热药（药物不详）和四环素后热退好转。近 10 天来心悸症状加重并发作频次增加，偶伴左上腹部疼痛。今突然神志不清伴右侧上下肢不能活动而急诊入院。

既往史：既往有劳动后心悸 4 年余，幼时常有咽痛伴发热，并曾有膝关节肿痛史。

体格检查：体温 38 ℃，脉搏 140 次/分，呼吸 28 次/分，血压 124/86 mmHg。神志清，口唇轻度发绀，被动体位，不能平卧。双侧肺底部听诊可闻湿啰音。心界叩诊向左、右侧明显扩大；心听诊心律齐，主动脉瓣区可闻收缩期及舒张期杂音。腹胀，肝于右肋下二横指可扪及，脾于左肋下可触及，脾区触痛。移动性浊音阳性。右侧上下肢无力，肌张力稍增强。

实验室检查：

血常规：红细胞 $2.5 \times 10^{12}/L$，白细胞 $13 \times 10^{9}/L$，中性分叶核粒细胞 76%，中性杆状核粒细胞 4%，淋巴细胞 18%，红细胞沉降率（ESR）16.5 mm/1 h 末。血细菌培养（一次）（－）。尿常规：蛋白（＋），红细胞（＋）。

辅助检查：

心电图：未见异常。

超声心动图：主动脉瓣见一直径 1.2 cm 的赘生物，心脏超声改变与图 3－1（注：非对应本患者）相似。

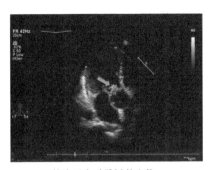

箭头示主动脉瓣赘生物。

图3-1 超声心动图

CT：左侧大脑半球顶叶见直径约3 cm的椭圆形低密度灶。

住院经过：入院后经治疗，热已退，其他症状未好转。入院半月后于夜间排便后突发呼吸困难伴明显发绀，经抢救无效，心跳、呼吸停止而死亡。

二、尸体解剖所见（摘要）

死者发育中等，营养一般，有角膜混浊，瞳孔散光，尸僵、尸斑等死亡特征。口唇及指、趾端明显发绀。双下肢皮肤呈凹陷性水肿，背、腹部皮肤可见多个散在性小出血点。腹腔内有澄清淡黄色积液，约500 mL。

主要脏器改变：

心脏：见第七章大体标本7-4（心04标本A、D）。重400 g（正常同龄重300 g），观察心室腔有无扩大、左心肌有无增厚、各处心内膜特别是瓣膜有无增厚、穿孔、瓣膜表面有无赘生物。

脾脏：见第四章大体标本4-7（循07）。重300 g（正常成人重150 g），观察其大小（正常如成人掌心大小）、切面的颜色、有无病灶、病灶的颜色与形状。

肾脏（左）：肾大小正常，切面上见皮质区包膜下有一灰白色、指头大小的三角形病灶，底靠被膜，尖端向肾门，与第四章大体标本4-6（循06）改变相似。

肝脏：重1 600 g（正常成人重1 500 g），切面上与第四章大体标本4-1（循01）改变相似。

肺脏：两侧肺呈淤血、水肿。

大脑：在大脑半球冠状切面、左侧顶叶中央前回有一个3 cm×3 cm大小的灰白色、质松软的椭圆形病灶（脑软化灶）。

三、讨论提纲

1. 本例主要病症是什么？诊断依据是什么？

2. 本例主要病变与其他病变有什么关系？

3. 试用本例的病理改变解释其临床表现。

（陈丽丽）

【参考答案】

1. 主要病症：主动脉瓣亚急性细菌性心内膜炎。

死亡原因：心力衰竭（心功能不全）。

病理解剖诊断：①慢性风湿性心瓣膜病伴主动脉瓣亚急性感染性心内膜炎，左、右心室扩张，左室肥大。②左侧大脑顶叶软化灶形成。③慢性淤血性脾肿大、脾贫血性梗死。④左肾贫血性梗死。⑤慢性肝淤血脂肪变性。⑥肺淤血水肿。⑦腹腔积液（500 mL）。⑧双下肢水肿。⑨败血症。

诊断依据：①超声心动图示主动脉瓣见一直径1.2 cm的赘生物，尸体解剖心脏瓣膜可见赘生物，瓣膜轻度增厚。②年幼时经常咽痛、发热，并曾有膝关节肿痛，提示有风湿病史；4年前偶有劳动后心悸，提示有器质性心脏病改变。③1个多月前因龋齿到诊所拔牙，术后发热，因创伤性操作，为口腔内病原菌入血提供了条件。

2. 主要病变与其他病变的关系：主动脉的亚急性感染性心内膜炎，瓣膜损害可致瓣膜口的关闭不全，心脏容量负荷增加，导致左心室肥大，继而依次出现左心衰竭、肺淤血、肺动脉高压、右心肥大、右心衰竭及体循环淤血，表现为左、右心室扩张，以及体循环及肺循环淤血（双下肢凹陷性水肿、肝脾淤血、肺淤血、腹腔积液）等心源性水肿；主动脉瓣赘生物脱落形成栓子可导致组织器官梗死如左侧大脑顶叶软化灶形成，以及肾、脾的梗死。

3. 用病理改变解释临床表现：观察心脏标本可见主动脉瓣赘生物、瓣膜增厚变形，致瓣膜的开放及闭合受影响，故听诊闻及心脏杂音；左、右心室扩张，左心室肥大，临床表现为心跳加快、呼吸急促、体循环及肺循环淤血。左侧顶叶中央前回脑软化灶（脑梗死），可引起右侧上下肢瘫痪，肌张力稍增强；肾脏贫血性梗死，实验室检查有血尿、蛋白尿；脾脏贫血性梗死，脾区有触痛，临床表现为左上腹部疼痛；栓子脱落引起血管炎，发生漏出性出血，表现为皮肤多个散在性小出血点。

（徐慧雅）

病例 2

一、病历摘要

患者男性，57 岁，工程师。

主诉：间歇性胸痛 1 年，晕厥 2 小时。

现病史：1 年前无明显诱因开始出现间歇性胸骨后疼痛，并向左肩及左臂放射，每次持续数分钟，伴心悸、气促。近 2 个月来上述症状加重。2 小时前在行路中突然昏倒，急诊入院。

既往史：高血压病 10 余年，血压最高达 210/169 mmHg。曾患伤寒病。否认性病史。

体格检查：脉搏 117 次/分，体温 37.3℃，呼吸 31 次/分，收缩压 60 mmHg，舒张压无法测到。两肺听诊可闻湿啰音。心率 120 次/分。神志不清，面色苍白，皮肤黏湿。心脏听诊心音弱，叩诊心浊音界扩大。肝于右肋下可触及。

实验室检查：

血常规：红细胞 1.9×10^{12}/L，白细胞数 10.4×10^9/L，中性分叶核粒细胞 70%，淋巴细胞 30%。尿常规：正常。大便常规：正常。心肌酶检查：肌钙蛋白（cTnT）0.55 ng/mL，肌酸激酶同工酶（CK-MB）7.18 ng/mL，肌红蛋白（Mb）178.3 ng/L。C 反应蛋白（CRP）10.5 mg/L。ESR 17 mm/1 h 末。

辅助检查：

心电图：左前侧壁心肌梗死。

CT：右侧大脑半球额叶近中央沟见一直径约 2 cm 的密度减低区。

X 线检查：主动脉型心，主动脉加宽。

住院经过：入院后抗休克输血，注射强心剂及抗感染，病情未见好转。于入院后 12 小时死亡。

二、尸体解剖所见（摘要）

死者发育中等，营养良好。

主要脏器改变：

心脏：见第七章大体标本 7-6（心 06）标本 A。重 420 g（正常 300 g）。观察心脏大小是否正常、有无扩张，心肌厚度，有无梗死灶，冠状动脉有无病变，管壁有无增厚，管腔内有无血栓形成，心室内有无附壁血栓形成。

主动脉：与第七章大体标本 7-5（心 05）改变相同。

肺脏：老年性肺气肿，肺淤血、水肿。

肾脏：两肾各重110 g（正常134～148 g），表面细颗粒状。观察组织学改变（图3-2），描述其病变并做出诊断。

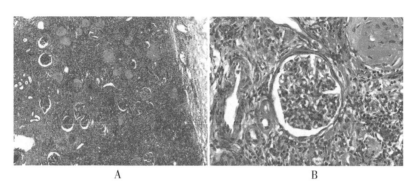

A. 肾实质内多个肾小球纤维化及玻璃样变，间质多量炎症细胞浸润；B. 放大示代偿性增大的肾小球（左）及玻璃样变的肾小球（右上）。

图3-2　肾脏标本镜下

脾脏：慢性脾淤血。

肝脏：与第四章大体标本4-1（循01）相同。

大脑：在额叶（右）近中央沟部位有直径2 cm的脑软化灶，周围脑组织有出血。

三、讨论提纲

1. 本例主要病症是什么？致死原因是什么？
2. 本例主要病变与其他病变有什么关系？
3. 试用本例的病理改变解释其临床表现。

（陈丽丽）

【参考答案】

1. 主要病症：心肌梗死。

死亡原因：心力衰竭及心源性休克。

病理解剖诊断：①高血压性心脏肥大，冠状动脉粥样硬化性心脏病，心肌梗死。②主动脉粥样硬化。③老年性肺气肿，肺淤血、肺水肿。④高血压性颗粒性固缩肾。⑤慢性脾淤血。⑥慢性肝淤血脂肪变性。⑦右脑（额叶）软化灶。

2. 主要病变与其他病变的关系：长期慢性高血压为始动因素，可引起内脏病变。①心脏：高血压为动脉粥样硬化危险因素，可引起冠状动脉粥样硬化，导致冠状动脉性心脏病包括心绞痛和心肌梗死，心肌梗死可致附壁血栓形成。此外，高血压可引起左心向心性肥大和离心性肥大，左心室腔扩张。②肾脏：肾脏入球动脉和小叶间动脉玻璃样变，肾小球、肾小管缺血，肾单位萎缩变小、消失，肾脏实质变薄，体积变小；残存肾单位代偿性肥大，导致颗粒性固缩肾。③脑：脑的细小动脉痉挛和硬化，导致其供血区脑组织水肿、缺血性梗死；血管壁脆性增加，血压突然升高血管破裂致脑出血。④肺、肝脏、脾脏：高血压及冠状动脉性心脏病导致心功能障碍（左心、右心及全心），致肺循环及体循环淤血，表现为肺淤血及肝、脾慢性淤血性改变，此外肝脏还可表现为淤血性脂肪变。

3. 用病理改变解释临床表现：病理改变示冠状动脉粥样硬化，可引发冠状动脉性心脏病，临床表现为心绞痛及心肌梗死。1年前开始出现间歇性胸骨后疼痛，并向左肩及左臂放射，每次持续数分钟，伴心悸、气促。在活动后（入院前2小时在行路中），心肌耗氧量增加可进一步加重心肌缺血，致心肌梗死，并发心力衰竭及心源性休克等，表现为在行路中突然昏倒，神志不清，血压下降、面色苍白、皮肤黏湿等休克表现；心电图显示左前侧壁心肌梗死及心肌酶升高。高血压所致颗粒性固缩肾，导致肾脏产生促红细胞生成素减少而表现为红细胞计数减少，患者亦可表现为面色苍白，此例面色苍白主要为休克表现。

（陈荟宇）

病例3

一、病历摘要

患者男性，45岁。

主诉：反复胸闷、气促7年，加重伴双下肢水肿1周。

现病史：近7年来反复胸闷、气促，活动后明显，伴咳嗽、咳痰。1周前症状加重，伴双下肢水肿。当地医院予强心、利尿等治疗，症状稍有缓解。现为进一步治疗来我院。

既往史：既往身体健康。

体格检查：呼吸18次/分，体温36.2℃，血压116/61 mmHg，脉搏80次/分。双侧肺底部听诊清音。心脏叩诊心界不大，听诊心律齐，心尖区可闻及舒张期隆隆样杂音。肝、脾于肋下未触及。

实验室检查：

血常规：红细胞4.01×10^{12}/L，白细胞4.8×10^9/L，中性分叶核粒细胞52.8%，淋巴细胞29.6%，血小板148×10^9/L。ESR 14 mm/1 h末。尿常规：蛋白（+/-），红细胞（-）。

辅助检查：

心电图：未见异常。

超声心动图：二尖瓣重度狭窄伴关闭不全，主动脉瓣轻度关闭不全，三尖瓣中度关闭不全，左心室收缩功能正常，舒张功能减低（图3-3）。

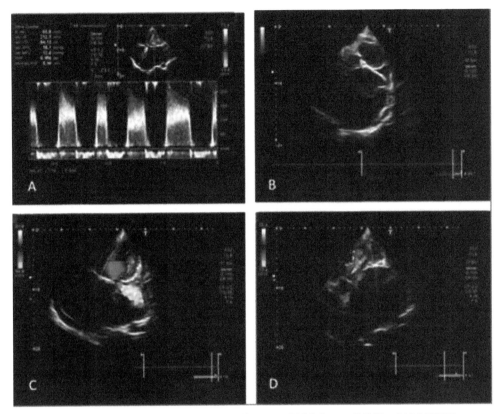

A. 二尖瓣 M 型，瓣膜运动呈"城墙样"改变；B. 二尖瓣狭窄；C. 收缩期二尖瓣血流反流；
D. 舒张期二尖瓣血流。

图 3-3　超声心动图

胸部正侧位 X 线检查：显示双肺纹理增多增粗，边缘模糊，心影明显增大，心底见双心房影，气管分叉角度明显增大，心胸比 0.68（图 3-4）。

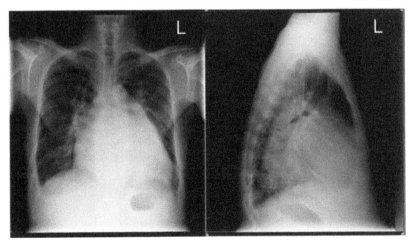

图 3-4　胸部正侧位 X 线平片

住院经过：患者入院后行术前检查无明显异常，行二尖瓣机械瓣膜置换术。手术过程顺利，术后恢复良好，病情平稳后出院。

二、病理活检

术后大体标本见图 3 - 5，镜下所见见图 3 - 6。

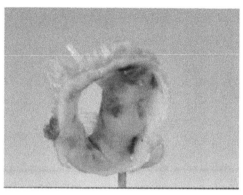

二尖瓣瓣膜及腱索纤维化，明显增厚，变硬，瓣膜组织粘连，外观呈鱼口状，腱索明显缩短，
瓣膜组织厚薄不均，部分瓣膜表面见灰黄色及灰红色斑块形成。

图 3 - 5　手术切除二尖瓣瓣膜组织标本

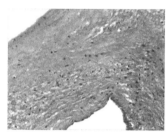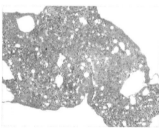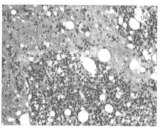

瓣膜纤维性增厚伴黏液变性，部分区域见组织细胞增生、炎症细胞浸润及纤维组织增生，
呈慢性瓣膜病改变。

图 3 - 6　二尖瓣瓣膜组织镜下

三、讨论提纲

1. 本例主要病症是什么？
2. 试用本例的病理改变解释其临床表现。

（陈丽丽）

【参考答案】

1. 主要病症：二尖瓣狭窄并关闭不全。
2. 用病理改变解释临床表现：见图 3 – 7。

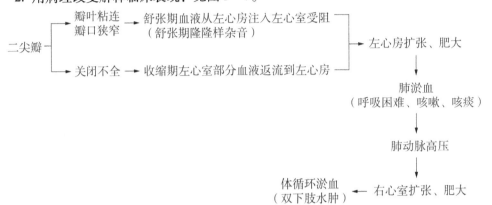

图 3 – 7　病理改变与临床表现之间的关系

（严萍萍）

病例 4

一、病历摘要

患者女性，2 岁半。

主诉：发热、咳嗽、皮疹 10 天，气促、昏睡 3 天。

现病史：患儿于 10 天前开始发热，伴咳嗽，咳少量白色稀痰。声音嘶哑，眼泪汪汪，嗜睡。发热后第 4 天开始出现耳后皮疹，后蔓延至颈部、面部，迅速波及躯干及四肢。对症治疗后皮疹逐渐消退，体温稍下降。近 3 天来咳嗽加剧，并咳出少量脓痰，体温再次上升至 39 ℃以上，伴气促、嗜睡，进食差，时有恶心、呕吐。因在当地医院诊治效果欠佳，遂来我院。

既往史及家族史：1 年前患"急性气管炎"。

体格检查：体温 39.4 ℃，脉搏 110 次/分，血压 100/60 mmHg，呼吸 50 次/分。神志不清。全身皮肤可见散在皮疹和色素沉着斑。眼结膜充血，伴分泌物，角膜干燥。咽充血，伴灰白带黄色的渗出物被覆。双侧肺呼吸运动受限制，叩诊音变浊，听诊双侧背部布满湿啰音。心脏叩诊心界无扩大；听诊心音稍弱，未闻及杂音。腹部平软，肝大肋下一横指，脾未扪及。病理性神经反射阴性。

实验室检查：

血常规：白细胞 15×10^9/L，中性杆状核粒细胞 11%，中性分叶核粒细胞 18%，淋巴细胞 71%，红细胞 2.5×10^{12}/L，血红蛋白 90 g/L，血小板 150×10^9/L。喉分泌物涂片及培养均无白喉杆菌。尿常规：正常。大便常规：正常。

辅助检查：

X 线检查：双肺野中、下部可见沿支气管分布的不规则斑点状或小片状致密影，境界较模糊，局部融合成片。病变密度不均匀，中心密度较高，伴有肺纹理增粗。X 线改变与图 3 - 8（注：非对应本患者）相似。

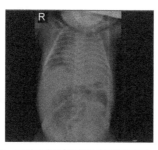

肺纹理增粗，可见不规则的斑片状的致密影，境界模糊。

图 3 - 8　胸部正位 X 线平片

住院经过：入院予吸氧，注射强心剂，静脉滴注葡萄糖溶液、抗生素和肾上腺皮质激素，患儿病情未见好转。次晨，呼吸稍平顺，但肺部啰音较前增多。当天中午病情再度恶化，呼吸促而不规则，潮式呼吸，口唇发绀，经抢救无效死亡。

二、尸体解剖所见（摘要）

死者发育及营养欠佳，消瘦。全身皮肤淡棕黄色，可见多数散在的出血点。皮肤有褐黑色色素沉着斑，以面部及胸部较多，向心性分布，四肢较少。口唇发绀。胸腔有浅黄色澄清的积液，双侧共 80 mL。

心脏：重 65.8 g，左心室肌厚 0.5 cm，右心室肌厚 0.2 cm，左、右房室扩张不明显。镜下心内膜、心肌、心外膜无异常。

肺脏：大体见第八章大体标本 8-2（呼 02），描述其病变并做出诊断。切片镜下见图 3-9，描述其病变并做出诊断。

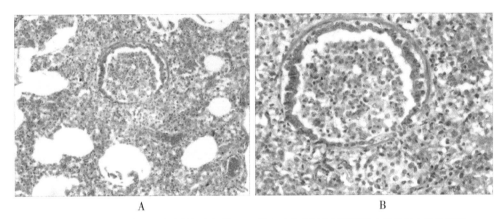

A. 肺组织内见实变病灶，中央见细支气管；B. 放大示中央细支气管管腔内见多量中性粒细胞
浸润，周围肺泡腔内充满脓性渗出物。

图 3-9 病变肺组织镜下

肝脏：重 330 g，右叶 9 cm×9.5 cm×3.5 cm，左叶 6 cm×9 cm×3 cm，表面呈灰红色，切面有弥漫性小点状灰黄色小灶。镜下为肝淤血及脂肪变性。

脾脏：重 25 g，大小为 8 cm×4.5 cm×4 cm，表面及切面暗红色，质地较软，脾小体不清。镜下为急性脾炎。

大脑：重 920 g，未见异常。

肾脏：左、右肾各重 40 g，肾被膜易剥离，切面颜色混浊，稍肿胀，皮质与髓质分界清楚。镜下为肾小管上皮细胞水样变性。

皮肤：切片符合麻疹的皮肤改变。

咽黏膜：镜下为化脓性咽炎。

三、讨论提纲

1. 本例各器官、组织有何病理改变？主要病症及死亡原因是什么？
2. 各器官病变的相互关系如何？
3. 解释本例临床表现及经过。

（陈丽丽）

【参考答案】

1. 主要病症：麻疹后小叶性肺炎。

死亡原因：呼吸衰竭。

病理解剖诊断：①小叶性肺炎，脓毒症，急性脾炎，肝淤血脂肪变性，肾小管水样变性，胸腔积液（80 mL），化脓性咽炎。② 皮肤麻疹病变。

2. 各器官病变的相互关系：见图 3 - 10。

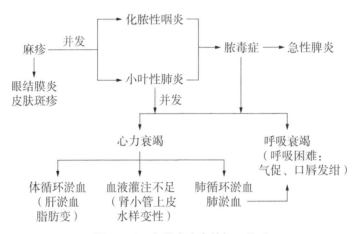

图 3 - 10　各器官病变的相互关系

3. 临床表现及经过：患儿麻疹前驱期，出现上呼吸道感染症状，包括发热、咳嗽、咳痰、流泪、嗜睡；4 天后进入出疹期，红色斑丘疹，始于耳后，继而颈部、面部、躯干及四肢；在此过程中由于高热、食欲不振，患儿营养状况变差、消瘦。由于罹患急性传染病麻疹，加上营养不良等诱因，呼吸道防御功能受损，细菌入侵，引发化脓性咽峡炎及小叶性肺炎，再次高热、咳嗽、气促，肺部湿啰音。麻疹并发的小叶性肺炎可继发脓毒症、心力衰竭、呼吸衰竭。脓毒症可表现为皮肤多处散在的出血点；心力衰竭、心肌收缩力下降，表现为心音减弱及肝淤血、肿大；呼吸衰竭表现为呼吸困难加重、口唇发绀，最后因呼吸促而不规则，潮式呼吸而死亡。

（罗保红）

病例 5

一、病历摘要

患者男性，48 岁。

主诉：颈部肿物 4 月余，头痛耳鸣伴视物模糊 20 余天。

现病史：患者自诉于 6 月余前晨起出现涕血，于当地中医诊断为"燥热"，予清热解毒中药后诉有好转。后不久再次出现涕血，未予重视。4 月余前，左颈部触及一约龙眼大小的肿物，就诊当地医院，考虑"颈淋巴结结核"，作链霉素肌内注射 2 个疗程，肿物无明显缩小。20 余天前偶发头痛，伴左侧耳鸣，说话时可闻及回音，并视物模糊，后就诊当地县医院五官科，建议上级医院诊治，遂至本院进一步诊治。

既往史：5 年前患"肺结核"，已治愈。

家族史：父亲因颈部肿物并鼻衄、全身衰竭死亡，诊断不明。

体格检查：发育正常，营养状态较差，消瘦。全身皮肤无黄疸。头颅外观无异常。眼睑无水肿。左眼球外展不能，但能上下活动；右眼无异常。左耳鼓膜隆起，色灰。外鼻孔可见少量脓血性分泌物，具臭味。鼻咽左后侧壁黏膜粗糙，稍隆起；局部有脓性被覆物。颈部肿物大小为 3 cm×3 cm×2 cm，边界尚清，质稍硬，活动稍受限。甲状腺不大。胸廓对称，心界不大，心音清，无杂音，心律整。双肺呼吸音清，无啰音。腹部平坦，肝大肋缘下一横指，质软，无压痛。脾未扪及。四肢活动自如，指、趾端无发绀。

实验室检查：

血常规：红细胞 $3.2\times10^{12}/L$，血红蛋白 98 g/L，白细胞 $8\times10^{9}/L$，白细胞分类正常。EB 病毒壳抗原（VCA）检查：IgA 1∶120（正常为阴性，或低于 1∶20）。

辅助检查：

颅脑 CT：平扫发现咽左后侧壁增厚，左咽隐窝消失，颅底骨质破坏。颈部肌肉组织间见 2 cm×2.5 cm×1.5 cm 肿物。

X 线检查：右下肺见有一直径约 2 cm 大的致密阴影。

患者入院完善术前检查后进行鼻咽黏膜活检及颈部肿物穿刺。

二、病理活检

标本镜下所见见图 3 - 11，描述其病变并做出诊断。

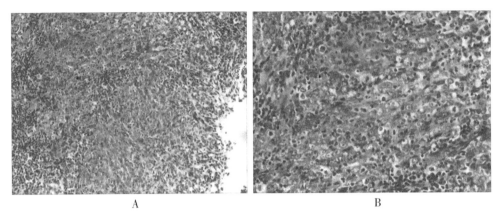

A. 肿瘤组织弥漫分布；B. 瘤细胞核大、呈空泡状，核仁明显，间质见散在淋巴细胞浸润。

图3－11　颈部肿物镜下

三、讨论提纲

1. 本例主要病症是什么？诊断依据是什么？
2. 本病的发展经过如何？
3. 本病如何直接扩散？怎样解释本例的临床症状？

（陈丽丽）

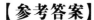

【参考答案】

1. 主要病症：鼻咽癌——鼻咽非角化性鳞状细胞癌，未分化型。

病理诊断：鼻咽癌伴颈部淋巴结转移；肺部 2 cm 阴影（可能为肺结核球、鼻咽癌肺部转移或炎性假瘤等，需要穿刺确诊）。

诊断依据：①临床症状：涕血，链霉素治疗无效，头痛、耳鸣、视物模糊。②鼻咽左后侧壁黏膜粗糙，稍隆起；局部有脓性被覆物，并有颈部质稍硬、活动稍受限肿物。③辅助检查：颅脑 CT 检查显示咽左后侧壁增厚，左咽隐窝消失，颅底骨质破坏，并有颈部肌肉组织间肿物。EB 病毒壳抗原检查，IgA 1∶120（正常为阴性，或低于 1∶20），有 EB 病毒感染。④显微镜下见肿瘤组织巢片状分布，癌细胞体积较大，胞质丰富，细胞境界不清，呈合胞性，细胞核大，呈空泡状，核仁明显，间质见散在淋巴细胞浸润。

2. 本病的发展经过：EB 病毒感染→鼻咽癌→颈部淋巴结转移。

3. 直接扩散：向上侵犯颅底骨，晚期破坏蝶鞍、脑神经；向下侵犯口咽、腭扁桃体和舌根；向前侵入鼻腔和眼眶；向后侵犯颈椎；向外侵犯咽鼓管及中耳。

本例临床症状：耳鸣、鼓膜隆起——肿瘤侵犯咽鼓管及中耳；头痛、视物模糊——肿瘤侵犯颅底、视神经；左眼球外展不能——肿瘤可能侵犯眼眶或展神经。

（刘昕宁）

病例 6

一、病历摘要

患者男性，57 岁。

主诉：体检发现右肺肿物 1 周。

现病史：患者 1 周前于外院体检发现右中肺结节，无发热、咳嗽、咳痰，无气促、胸闷、咯血，遂至本院进一步诊治。

既往史、个人史、家庭史：既往吸烟 30 余年，约 20 支/天，无家族遗传病、传染病或类似病史。

体格检查：无特殊。

辅助检查：

X 线检查：右中肺中带见有一大小约为 3.9 cm×2.3 cm 肿块影，未见明显钙化及空洞，边界尚清，未见毛糙或分叶，未见卫星病灶（图 3－12）。

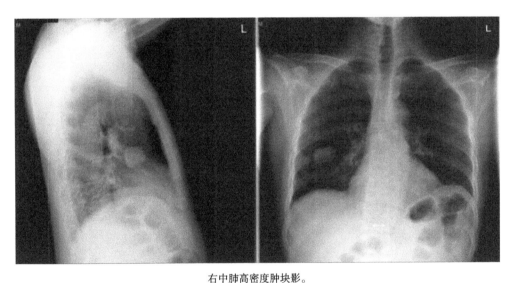

右中肺高密度肿块影。

图 3－12　胸部正侧位 X 线平片

CT：右肺中叶外侧段见类圆形高密度肿块影，密度均匀，大小约为 3.2 cm×2.8 cm×2.5 cm，边缘不规则，呈分叶状，并见棘状凸起和短毛刺，病灶牵拉胸膜形成"胸膜凹陷征"（图 3－13）。

患者入院完善术前检查后进行手术治疗。

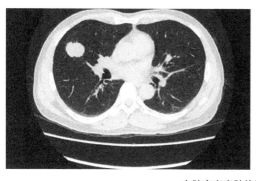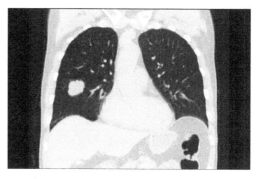

右肺高密度肿块影，边缘不规则。

图 3 -13　胸部 CT（横截面与冠状面）

二、病理活检

术后大体标本见图 3 - 14，试描述其病变并做出诊断；镜下所见见图 3 - 15，试描述其病理改变并做出诊断。

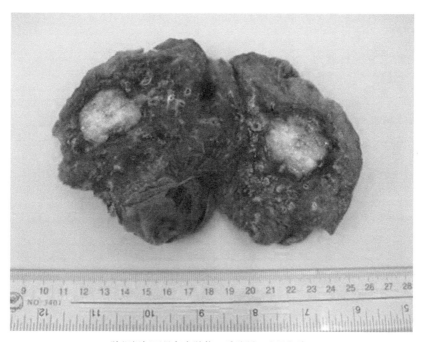

肺组织切面见灰白肿物，质稍硬，边界欠清。

图 3 -14　手术切除肺标本

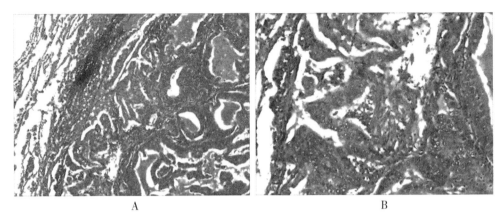

A. 肺组织内见肿瘤浸润，瘤细胞排列成腺管样或乳头状；B. 瘤细胞核大、深染，
异型性明显。

图 3 - 15　手术切除肺标本镜下所见

三、讨论提纲

1. 本例主要病症是什么？其诊断依据是什么？根据其大体标本所见，列出其可能的鉴别诊断。

2. 本病的发展经过如何？

3. 如何解释本例的临床症状？

（陈丽丽）

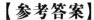

【参考答案】

1. 主要病症：周围型肺癌，肺腺癌，腺泡为主型，另见乳头型。

诊断依据：①中老年男性，有吸烟史。②影像学检查及手术切除肺标本大体均示肺肿物。③镜下：肺组织内见肿瘤细胞浸润性生长，瘤细胞排列成腺管样或乳头状，瘤细胞核大、深染，异型性明显。

鉴别诊断：①主要与肺的其他类型的肿瘤相鉴别。一是原发于肺的肿瘤，如肺鳞状细胞癌、小细胞癌、大细胞癌、腺鳞癌、肉瘤样癌、涎腺来源的肿瘤、肺错构瘤、炎性肌纤维母细胞瘤、肺细胞瘤、肺纤维瘤、肺脂肪瘤等。二是转移至肺的肿瘤，主要依据病理检查、临床病史等，结合大体标本、镜下形态及免疫组化等相鉴别。②结核性病变：是肺部疾病中较常见也是最容易与肺癌相混淆的病变。临床上容易误诊误治或延误治疗。对于临床上难以鉴别的病变，应当反复做痰细胞学检查、纤维支气管镜检查及其他辅助检查，甚至开胸探查。在明确病理或细胞学诊断前禁忌行放射治疗（以下简称"放疗"）或化学药物治疗（以下简称"化疗"），但可进行诊断性抗结核治疗及密切随访。结核菌素试验阳性不能作为排除肺癌的指标。③肺炎症性改变：慢性肺脓肿，约有1/4的肺癌早期以肺炎的形式出现。对起病缓慢、症状轻微、抗炎治疗效果不佳或反复发生在同一部位的肺炎应当高度警惕肺癌可能；此外还有肺部真菌感染等。④良性病变：常见的有支气管肺囊肿、巨大淋巴结增生、动静脉瘘和肺隔离症等。这些良性病变在影像检查上各有其特点，若与恶性肿瘤不易区别时，应当考虑手术切除。

2. 发展经过：肺癌的病因尚未完全明确。大量医学资料表明，肺癌的危险因子包括：①吸烟（包括"二手烟"）；②大气污染；③职业因素，如长期接触石棉、氡、砷、电离辐射、卤素烯类、多环性芳香化合物、镍等；④分子遗传学改变。支气管、细支气管黏膜上皮细胞，II型肺泡上皮细胞和Clara细胞在各种致癌因素作用下，一般经过上皮细胞非典型增生、原位腺癌、微浸润性腺癌发展至浸润性腺癌；肺腺癌可经淋巴道及血道转移，常见转移器官为脑、肾上腺及骨。

3. 解释临床症状：本例肺腺癌为周围型肺癌，是起自三级支气管以下呼吸性细支气管以上的肺癌。临床上早期周围型肺癌的症状不明显，患者多无明显临床症状，多由体检发现肺部肿物；因机体可对肿瘤发生间质胶原反应而形成瘢痕，引起胸膜纤维化及胸膜下瘢痕，牵拉胸膜而致"胸膜凹陷征"。

（李湘湘）

病例 7

一、病历摘要

患者女性，45 岁，农民。

主诉：上腹部隐痛 3 个月，腹胀伴进行性消瘦 1 月余。

现病史：患者于 3 个月前开始觉上腹部隐痛，胃纳减退伴乏力。1 个月前腹胀加重，伴腹痛，食欲减退，伴消瘦。大便 1～2 天 1 次，粪便有时成形，有时稀烂，但无血和黏液。发病以来无发热，无腹泻，无黄疸。

既往史、个人史：既往体健，无烟酒嗜好。

体格检查：体温 37 ℃，脉搏 85 次/分，呼吸 30 次/分，血压 112/68 mmHg。神志清，发育中等，营养较差，显著消瘦。无皮疹，无蜘蛛痣，无黄疸，全身浅表淋巴结无肿大。腹部隆起，无腹壁静脉曲张，腹围 88 cm，触诊有波动感，转移性浊音阳性。肝于肋下刚触及，脾于肋下未触及。右上腹可触及一大小为 3 cm×5 cm 肿物，边缘尚清，活动度较差，表面似不平整，下肢有轻度水肿。肛门指检未能触及肿物。妇科检查见子宫颈轻度糜烂。

实验室检查：

血常规：红细胞 3.3×10^{12}/L，血红蛋白 84 g/L，白细胞 8.7×10^9/L，中性分叶核粒细胞 60%，淋巴细胞 36%，嗜酸性粒细胞 2%，单核细胞 2%，血小板 13.5×10^9/L。出凝血时间正常。血淀粉酶 40 U/L，白蛋白 37.5 g/L，球蛋白 28.3 g/L。

腹腔积液：草黄色，比重 1.006～1.017，蛋白 1.0%～1.4%，细胞数 18～785，其中 96%～100% 为单核细胞，Rivalta 试验 1 次阴性、1 次阳性。腹腔积液涂片检查 6 次，1 次找到可疑癌细胞，5 次阴性，后 2 次为血性。

尿常规：无异常。大便潜血试验：2 次均阳性。

住院经过：患者入院后有低热，予抗生素治疗，体温升高至 40.5 ℃。给予一般支持疗法，并予利尿及引流腹腔积液，效果不佳。开始频繁呕吐，不能进食。入院后第 4 周患者诉腹痛，言语渐不清，脉搏变弱，救治无效死亡。

二、尸体解剖所见（摘要）

死者发育中等，营养差，皮肤苍白，全身消瘦。全身浅表淋巴结均未发现肿大。

双侧胸腔各有淡黄色积液 200～220 mL。腹腔内有暗红色血性积液 7 500 mL。肝脾未见肿大，但切面呈淤血改变。心包腔及心脏未见明显改变。胃幽门旁淋巴结、肠系膜淋巴结、腹膜后淋巴结、腹主动脉旁淋巴结及双侧横膈上淋巴结均肿大，自黄豆、花生米至鸽蛋大，其中有的彼此粘连，或与肠管相粘连。腹膜脏、壁层及肠系膜、大网膜表面见大量芝麻至绿豆大小灰白色结节，双侧卵巢均见 8 cm×6 cm×4 cm 大小的肿物。

上呼吸道、气管、支气管及双侧肺切面均未见病灶。气管、支气管、肺门淋巴结未见肿大。食管黏膜平滑。

胃：见第九章大体标本 9-4（消 04），描述其病变并做出诊断。

三、讨论提纲

1. 本例的主要病症是什么？病理解剖诊断依据是什么？
2. 试用本例病理解剖诊断解释临床表现。

（陈丽丽）

【参考答案】

1. 主要病症：胃癌并淋巴结多发转移，腹膜转移，卵巢种植性转移灶（库肯伯格瘤）。

病理解剖诊断：①胃癌并淋巴结多发转移，腹膜及卵巢种植性转移（库肯伯格瘤）。②双侧胸腔积液及腹腔积液。③下肢轻度水肿。

诊断根据：①大体标本示胃壁明显增厚变硬，皱襞消失，肿瘤组织浸润胃壁全层。胃幽门旁淋巴结、肠系膜淋巴结、腹膜后淋巴结、腹主动脉旁淋巴结及双侧横膈上淋巴结均肿大。腹膜脏、壁层及肠系膜、大网膜表面见大量芝麻至绿豆大小、灰白色结节，双侧卵巢均见 8 cm × 6 cm × 4 cm 大小的肿物。②双侧胸腔各有淡黄色积液 200 ～ 220 mL。腹部隆起，触诊有波动感，叩诊有转移性浊音；腹腔内有暗红色血性积液 7500 mL；腹腔积液涂片检查找到可疑癌细胞。③下肢轻度水肿。

2. 用病理解剖诊断解释临床表现：①肿瘤组织浸润胃壁全层，可见条索状癌组织浸润至肌层内并广泛淋巴结转移，肿瘤可累及局部神经、肿瘤本身或者腹腔内转移的肿大的淋巴结压迫周围正常的神经，此外肿瘤细胞产生一些神经内分泌物质；胃窦腔狭窄，胃体扩张提示梗阻。以上因素均可导致上腹部隐痛、胀痛。②胃癌晚期患者，表现为恶病质，出现消瘦、贫血、乏力、低蛋白血症，患者可有胸腹腔积液。腹膜弥漫性癌浸润，癌细胞侵犯腹膜，可表现为血性或癌性腹腔积液，腹腔积液涂片查见可疑癌细胞。腹腔大量积液（7500 mL），故有腹胀不适，食欲减退；此外还可影响下肢静脉回流，表现为下肢水肿。③胃幽门旁淋巴结、肠系膜淋巴结、腹膜后淋巴结、腹主动脉旁淋巴肿大，部分与肠壁粘连，可表现为右上腹部可触及一大小为 3 cm ×5 cm、移动度差的肿物。

（任丽娟）

病例8

一、病历摘要

患者男性，43岁，干部。

主诉：右上腹痛、消瘦3月余，加重伴皮肤及巩膜黄染10余天。

现病史：患者自诉于3月余前进食后偶有右腹隐痛，后食欲下降，逐渐消瘦。1月余前自觉疼痛加重明显，且下腹部有坠胀感，大便稀且不成形，每天2～3次。小便短少，下肢浮肿。10余天前右上腹部疼痛及腹胀加剧，伴皮肤及巩膜黄染，尿深黄色，其间曾呕血、黑便各1次；保守治疗后症状缓解未呕血，偶有黑便。现为进一步治疗就诊我院。

既往史：乙肝病史10余年。

体格检查：体温36.3 ℃，脉搏80次/分，呼吸20次/分，血压130/80 mmHg。全身皮肤及巩膜中度黄染。心界不大，心律齐，各瓣膜区未听到杂音。双肺呼吸音清，未闻及干性及湿啰音。全腹膨隆，肠鸣音弱。肝右锁骨中线肋下3.5 cm，剑突下5 cm，质硬，有压痛，活动欠佳。脾可触及，移动性浊音阳性。双下肢对称性凹陷性水肿。

实验室检查：

血常规：白细胞4.9×10⁹/L，红细胞3.0×10¹²/L，血红蛋白80 g/L。中性分叶核粒细胞68%，淋巴细胞26%，单核细胞4%，嗜酸性粒细胞2%。

肝功能：谷草转氨酶［GOT，即天冬氨酸转氨酶（AST）］486 U/L，谷丙转氨酶［GPT，即丙氨酸转氨酶（ALT）］61 U/L，谷氨酰转肽酶GGT 186 U/L，乳酸脱氢酶（LDH）555 U/L，碱性磷酸酶（ALP）548 U/L，总胆红素209.8 μmol/L，直接胆红素148.3 μmol/L，间接胆红素61.5 μmol/L，总蛋白40 g/L，白蛋白10 g/L，球蛋白30 g/L，白蛋白/球蛋白（A/G）为1/3。

血生化：钠133 mmol/L，钾3.7 mmol/L，氯83 mmol/L，血尿素氮（BUN）8.5 mmol/L。

凝血功能：凝血酶原时间（PT）16.1 s，活化部分凝血活酶时间（APTT）36.5 s，纤维蛋白原1.31 g/L，凝血酶时间（TT）26.0 s。

其他相关实验室检查：甲胎蛋白（AFP）875 000.00 μg/L。乙肝两对半：HBsAg（＋），HBsAb（－），HBcAb（＋），HBeAg（－），HBeAb（＋）。

辅助检查：

CT：肝右叶巨大占位性病变，CT对应改变与图3－16（注：非对应本患者）相似，腹腔大量积液。

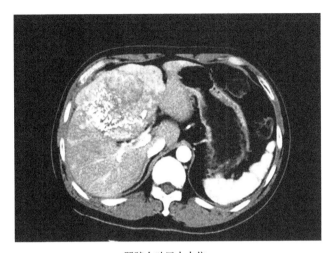

肝脏右叶巨大占位。
图 3 - 16　腹部 CT

B 超：肝右叶占位性病变，B 超对应改变与图 3 - 17（注：非对应本患者）相似，单个，圆形。大量腹腔积液。

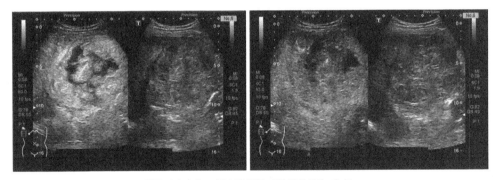

肝脏巨大占位，超声造影呈"快进快出"改变。
图 3 - 17　腹部 B 超

胃镜：食管下段静脉轻度曲张。

住院经过：患者入院后仍觉右上腹疼痛、腹胀。皮肤及巩膜中度发黄，下肢浮肿加重。给予护肝及支持疗法。进院后 2 周病情无好转。患者于死前 2 天出现神志不清、烦躁不安、昏迷，救治无效，心跳、呼吸停止而死亡。

二、尸体解剖所见（摘要）

死者发育中等，营养不佳，消瘦，皮肤及巩膜中度黄染，双下肢呈凹陷性水肿。

腹腔积液 3 500 mL，透明，澄清，浅黄色。

食管下段静脉曲张，但未见破裂。

脾淤血肿大，重 300 g（正常 150 g）。

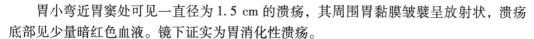

胃小弯近胃窦处可见一直径为 1.5 cm 的溃疡，其周围胃黏膜皱襞呈放射状，溃疡底部见少量暗红色血液。镜下证实为胃消化性溃疡。

心脏重 280 g（正常 300 g），心外膜见有少数出血点。

左肺尖肺膜呈轻度纤维增厚且粘连。切面见该病变肺膜下有 2 个米粒大、灰白色钙化灶。镜下证实为陈旧性结核病灶。

肝脏重 2 320 g（正常重 1 500 g）。其余改变见第九章大体标本 9 - 11（消 11）标本 D。肝门淋巴结肿大如核桃，切面呈灰白色。

三、讨论提纲

1. 本例的主要病症是什么？可能的死亡原因是什么？

2. 本例有哪些病理变化？各病理变化之间的关系如何？

3. 试用病理解剖所见解释有关的临床表现，并阐明其机理。

（陈丽丽）

【参考答案】

1. 主要病症：门脉性肝硬化合并肝细胞癌。

死亡原因：肝昏迷（肝性脑病）。

病理解剖诊断：①门脉性肝硬化合并肝细胞癌，肝门淋巴结转移癌，食管下静脉曲张。脾淤血肿大，腹腔积液 3500 mL，大、小肠壁轻度水肿，双下肢、盆腔腹腔结缔组织水肿，心外膜少数出血点。②慢性乙型肝炎。③左肺陈旧性结核。④胃溃疡。

2. 病理变化：肝硬化合并肝癌、肝门淋巴结肿大，腹腔积液，食管下段静脉曲张，胃窦消化性溃疡，心外膜有少数出血点，脾淤血，皮肤、巩膜黄染，双下肢呈凹陷性水肿。

各病理变化之间的联系见图 3-18。

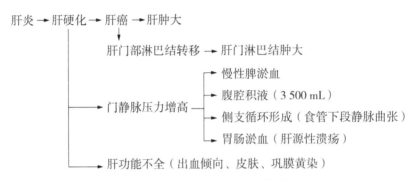

图 3-18　各病理变化之间的联系

3. 病理解剖所见与临床表现之间的联系及其机理：见图 3-19。

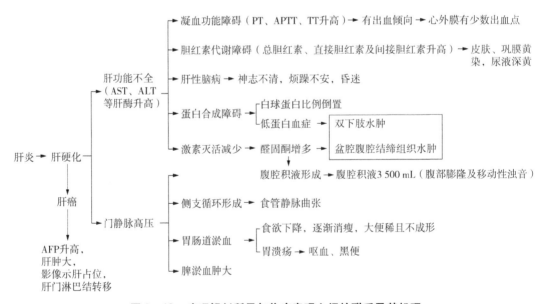

图 3-19　病理解剖所见与临床表现之间的联系及其机理

（魏丽红）

病例 9

一、病历摘要

男性 40 岁，中学教员。

主诉：头痛、气促伴下肢水肿 3 个月，发热、咳嗽 1 周。

现病史：3 个月前无明显诱因出现头晕、头痛、心悸气促并全身轻度浮肿。就诊于原单位医务室，发现血压升高，服降压药后好转。1 周前发热、咳嗽，咳少量黏稠黄色痰。

既往史：年幼时经常咽痛、发热，但无关节痛病史。自诉 1 年前曾面部浮肿伴全身乏力，无血压异常，服中药后缓解。

体格检查：体温 38 ℃，呼吸 26 次/分，血压 150/97.5 mmHg，脉搏 110 次/分。神志清醒，查体合作，慢性病容。皮肤浮肿，颜色苍白。心脏叩诊心界向左右稍扩大，心尖部（二尖瓣区）可闻及吹风样收缩期杂音。双肺叩诊无特殊，听诊可闻少许干性及湿啰音。腹部稍膨隆，移动性浊音阳性。肝脾触诊不满意。

实验室检查：

血常规：白细胞 $1.26 \times 10^{10}/L$，中性杆状核粒细胞 23%，分叶核粒细胞 68%，淋巴细胞 8%，红细胞 $2.45 \times 10^{10}/L$。尿常规：100 ～ 300 mL/d，蛋白（+），白细胞（+），红细胞（+），颗粒管型（+）。血液生化：BUN 16.8 mmol/L，二氧化碳结合力（CO_2CP）21 mmoL/L，血肌酐（Scr）600 μmol/L。

辅助检查：

X 线检查：两侧肺纹理增多伴小片状模糊影，双侧肋膈角变钝。心脏呈烧瓶状增大，X 线改变与图 3-20（注：非对应本患者）相似。

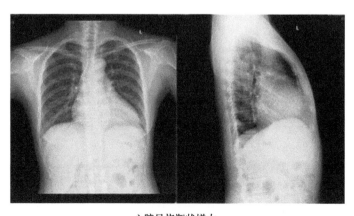

心脏呈烧瓶状增大。

图 3-20　胸部正侧位 X 线平片

B超：双肾缩小，包膜不光整，光密度增强，皮髓质分界不清，皮质明显变薄，B超改变与图 3 -21（注：非对应本患者）相似。

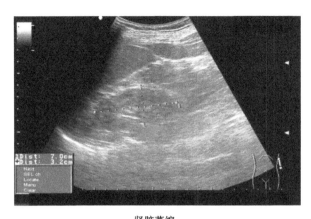

肾脏萎缩。

图 3 -21　肾脏 B 超

住院经过：入院后病情加重，精神萎靡不振，头晕、头痛。近日，二氧化碳结合力下降至 14 mmol/L，Scr 747 μmol/L，BUN 20.2 mmol/L。呼吸深而长，烦躁，谵语，继而进入昏迷状态，经抢救无效死亡。

二、尸体解剖所见（摘要）

死者发育中等，营养差。全身皮肤苍白且有水肿。腹腔内积存澄清、浅黄色液体约 500 mL，双侧胸腔内亦积存同样性状液体各约 150 mL，心包腔内积存同样性状液体约 200 mL。

心脏：重 350 g（正常 300 g）。心外膜光滑，各处未见增厚、粘连。右心室肌厚 0.5 cm（正常 0.3 cm），左心肌厚 1.3 cm（正常 1 cm）。心肌色灰红、质实，各处未见病灶。左、右心房及心室腔均有轻度扩大。各处心瓣膜及心内膜均光滑，未见赘生物，也未见增厚或瓣叶粘连，腱索亦未见变粗、变短。主动脉及冠状动脉等各大中血管未见明显病变。

脾脏：重 180 g（正常 150 g），呈轻度淤血。

肝脏：重 1 700 g（正常 1 500 g），呈轻度淤血。

肺脏：肺膜未见病变，气管及一级、二级支气管亦未见病变。切面上肺野变暗红色，双侧肺下叶见灰白色和灰黄色、大小自绿豆至黄豆不等、分界不清楚的病灶，围绕小支气管分布（镜下呈支气管肺炎病变）。

肾脏：右肾重 80 g，左肾重 75 g（正常每侧重约 120 g）。纤维膜已于尸解时剥离，纤维膜稍增厚，剥离时有轻度粘连。其余病变见第十一章大体标本 11 -1（泌 1）。

三、讨论提纲

1. 本例主要病症是什么？诊断依据是什么？应与哪些疾病相鉴别？如何鉴别？
2. 本例各病理改变之间有何联系？
3. 试用本例病变解释有关临床表现。

（陈丽丽）

【参考答案】

1. 主要病症：弥漫性硬化性肾小球肾炎。

死亡原因：肾功能不全引起肾性脑病及呼吸衰竭。

诊断依据：①年幼时经常咽痛、发热，但无关节痛史（提示年幼时就可能有链球菌感染，但排除风湿病）。②实验室检查：少尿（24 h 尿量 100～300 mL，少于 400 mL），蛋白（＋），白细胞（＋）（炎症），红细胞（＋）（血尿），颗粒管型（＋）（管型尿）。血液生化：BUN 16.8 mmol/L（血尿素氮升高，肾功能受损），二氧化碳结合力 21 mmol/L（血浆中呈结合状态的二氧化碳量尚正常），Scr 600 μmol/L（血肌酐升高）。B 超：双肾缩小，包膜不光整，光密度增强，皮髓质分界不清，皮质明显变薄（肾脏萎缩硬化）。入院后，二氧化碳结合力 14 mmol/L（酸性物质排泄减少，代谢性酸中毒；二氧化碳排出过多，呼吸性碱中毒；提示肾功能衰竭），Scr 747 μmol/L，BUN 20.2 mmol/L（Scr、BUN 明显升高，提示氮质血症，重度肾损害，肾功能衰竭）。精神萎靡不振，头晕、头痛，呼吸深而长、烦躁、谵语，继而进入昏迷状态（肾功能不全、肾性脑病），最后因呼吸衰竭，抢救无效死亡。③1 年前无高血压，3 个月前血压升高，并有全身无力、面部"虚胖"、头晕、头痛、心悸、气促等高血压、心功能不全表现。

综上，入院前有少尿、高血压（3 个月病史）、水肿、氮质血症、血肌酐升高等表现；入院后病情加重，肾功能进一步下降，肾脏 B 超提示肾脏萎缩、体积减小，结合患者病程时间长，入院时肾功能不全已到慢性晚期阶段，因此其主要病症为弥漫性硬化性肾小球肾炎。

鉴别诊断：高血压肾病。高血压肾病系原发性高血压引起的肾脏结构和功能损害，也可表现为颗粒性固缩肾，但应有明确的长期高血压病史。本例患者 3 个月前才明确查有高血压，而肾炎的临床表现更久，故不是由于高血压引起的肾病，而是由于肾功能不全导致肾性高血压。

2. 各病理改变之间的联系：见图 3－22。

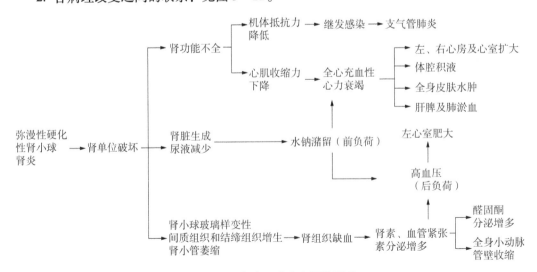

图 3－22　各病理改变之间的联系

3. 病理变化与临床表现之间的关系：弥漫性硬化性肾小球肾炎时，由于肾单位被破坏，肾小球滤过屏障受损，原尿滤过及重吸收受影响，因而出现蛋白尿、血尿、管型尿等。肾功能不全可有少尿、血尿素氮及血肌酐升高。肾功能不全、水钠潴留表现为面部"虚胖"，并有全心功能不全，可表现为心跳加快、气促，全身轻度浮肿。肾性贫血及肾性高血压可表现为头晕、头痛及全身无力。肾功能不全并发支气管肺炎表现为发热、咳嗽，咳少量黏稠黄色痰。肾性脑病表现为精神萎靡不振、烦躁、谵语，进入昏迷状态，呼吸中枢抑制，呼吸深而长。

（王红蕾）

病例 10

一、病历摘要

患者女性，35 岁，农民。

主诉：发热，伴间歇性腰痛 14 天。

现病史：患者自诉于 14 天前无明显诱因出现发热，体温持续在 39 ℃左右，呈稽留热，伴有头痛，下腹部胀痛，腰痛。发病 4 天后见小便混浊，伴尿频、尿急、尿痛和排尿不畅。为进一步治疗就诊我院。

既往史：近 4 年有间歇性腰部酸痛发作并低热和排尿不畅。服用中药可缓解。

体格检查：体温 39 ℃，呼吸 40 次/分，脉搏 100 次/分，血压 120/90 mmHg。神志清醒，呈急性重病容。眼睑及全身皮肤无水肿。心脏叩诊心界不大，听诊心律整，无杂音。双肺听诊呼吸音清，无湿啰音。腹平，听诊肠鸣音减弱。无腹水征。肝脾触诊不满意。双肾区轻度叩击痛。

实验室检查：

血常规：红细胞 2×10^{12}/L，白细胞 25×10^9/L；中性杆状核粒细胞 18%，中性分叶核粒细胞 73%，淋巴细胞 5%，单核细胞 4%。

尿常规：尿量 400～500 mL/d，尿蛋白（+），白细胞（+++），红细胞（+）。

血液生化：BUN 7.5 mmol/L，Scr 177 μmol/L，二氧化碳结合力 18 mmol/L 以下。

尿细菌定量培养：$>10^5$ 菌落/mL。

血液细菌培养：革兰氏阴性菌（+）。

辅助检查：

B 超：双侧肾脏体积增大，表面不光整，肾盂内多个强回声光团，肾盂、肾盏积水扩张。

住院经过：入院 1 周来经抗感染等治疗病情未见好转，死前呼吸深而慢，血压下降至 60/40 mmHg。呼吸、心跳停止而死亡。

二、尸体解剖所见（摘要）

心脏：重 265 g，心内膜及心外膜光滑，瓣膜无病变，心肌结实，大血管位置正常。

肺脏：肺膜稍厚，切面暗红色。镜下呈轻度淤血。

肝脏：重 1 655 g，较正常略大，包膜紧张，前缘变钝，切面淡黄色。镜下呈轻度脂肪变。

脾脏：重 255 g，包膜紧张，切面呈暗红色。镜下见脾窦及脾索多量中性粒细胞浸润。

肾脏、输尿管、膀胱：大体所见见图 3 -23 ［第十一章大体标本 11 -3 （泌 03）］。

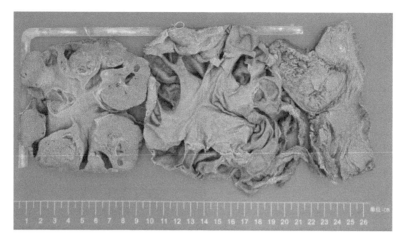

图 3 -23　肾脏、输尿管及膀胱大体所见

三、讨论提纲

1. 本例主要病症是什么？诊断依据是什么？
2. 本病的发生发展过程是怎样的？
3. 讨论本例的死亡原因。

（陈丽丽）

【参考答案】

1. 主要病症：慢性肾盂肾炎伴急性发作。

死亡原因：感染性休克并呼吸衰竭、心力衰竭。

病理解剖诊断：①慢性肾盂肾炎伴急性发作；②双肾结石伴肾积水；③脾脏急性感染；④轻度脂肪肝；⑤轻度肺淤血。

诊断依据：①慢性肾盂肾炎伴急性发作：临床病史：慢性病程（近4年有间歇性腰部酸痛，低热和小便不畅），半月前开始发热（39℃）；临床表现：小便混浊，伴尿频、尿急、尿痛；实验室检查：白细胞数 $25 \times 10^9/L$，尿蛋白（＋），白细胞（＋＋＋），红细胞（＋），血尿细菌定量培养均阳性；病理检查：肉眼可见灰黄色化脓性病灶。②双肾结石伴肾积水：B超示肾盂内多个强回声光团，肾盂、肾盏积水扩张。③脾脏急性感染：脾窦及脾索有多量中性粒细胞浸润。④轻度脂肪肝：肝较正常略大，被膜紧张，前缘变钝，切面淡黄色；镜下呈轻度脂肪变。⑤轻度肺淤血：肺膜稍厚，切面暗红色；镜下呈轻度淤血。

2. 本病的发生发展过程：见图3－24。

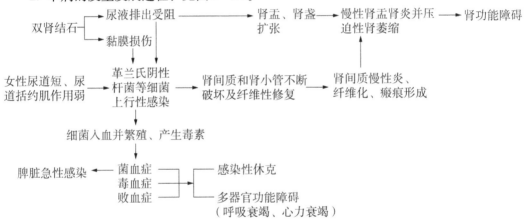

图3－24　疾病的发生发展过程

3. 死亡原因：女性患者患有肾盂结石致尿路梗阻，且未规范使用抗生素并及时解除梗阻，易导致泌尿系统反复上行性感染而发生慢性肾盂肾炎；细菌在体内大量繁殖并产生毒素入血引起菌血症、毒血症及败血症，细菌毒素和严重的代谢性酸中毒导致有效循环血量减少，器官灌注不足，引起感染性休克，患者最终因循环衰竭、呼吸衰竭而死亡。

（王祥栋）

病例11

一、病历摘要

患者女性，58 岁。

主诉：体检发现左肾占位 1 周。

体格检查：未见明显异常。

辅助检查：

CT：左肾上极见一突出轮廓外的类圆形肿块，平扫低密度，内部密度不均，大小约 5.6 cm×5.1 cm（图 3 - 25）。

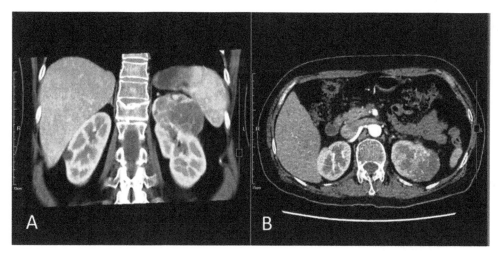

A. 冠状切面；B. 横截面。

图 3 - 25　腹部 CT

患者入院完善检查后，行左肾肿物切除术。

二、病理活检

术后大体标本见图 3 - 26，试描述其病变并做出诊断；镜下所见见图 3 - 27，试描述其病变并做出诊断。

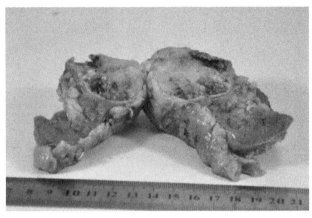

肾脏一极可见类圆形肿物，边界较清，切面呈多彩状，灰黄灰红，可见灶性出血坏死。

图3-26　手术切除肾脏标本剖面

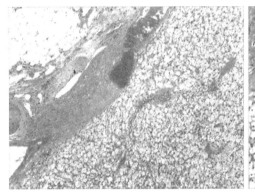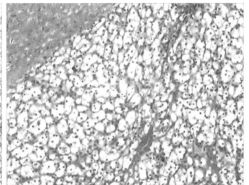

肿瘤边界较清，瘤细胞胞浆丰富透亮，细胞核小、圆形，间质见丰富的血窦。

图3-27　手术切除肾标本镜下

三、讨论提纲

1. 描述本例大体标本与镜下所见的形态改变，如何诊断？
2. 如果是肿瘤，怎样与结核鉴别？
3. 怎样做到预防以及早发现、早诊断、早治疗？

（陈丽丽）

【参考答案】

1. 大体标本所见：部分肾组织，其内可见一类圆形肿物，大小约 5 cm×5 cm，肿物与周围肾组织分界较清，可见假包膜。瘤组织切面呈实性、多彩状，大部分区域为灰黄灰白色，小灶区域呈灰黄色和灰红色，且有小囊腔形成。

镜下所见：瘤细胞胞浆空亮，排列成密集的巢状或腺泡状，肿瘤间质纤维成分少，富含薄壁毛细血管。多数肿瘤细胞胞质内含有丰富的脂质和糖原，HE 染色胞质透明，故称透明细胞癌。肿瘤细胞核圆而小，大小、形态比较一致，核仁不明显。

主要病症：（左）肾透明细胞肾细胞癌，核级 1 级。

2. 与结核鉴别：临床症状、体征、实验室检查结果、影像检查结果亦可用以鉴别。以下主要从病理角度鉴别：

大体所见：①肾结核一般无肾占位性病变，因干酪样坏死物排出后可局部形成结核性空洞，肾内可形成多个空洞，严重者肾组织大部分被破坏而仅剩一空壳；肾肿瘤表现为占位性病变，切面可因肿瘤类别不同而颜色不同，如肾透明细胞癌常呈多彩状。②肾结核时，结核分枝杆菌多来自肺结核病的血源性播散，因此病变多开始于肾皮、髓质交界处或肾锥体乳头；肾肿瘤多位于肾脏上、下两极，以上极更为常见。

镜下所见：肾结核的早期病变主要是肾皮质内形成多发性结核结节，是结核病的特征性病变，具有诊断意义；部分区域中央可见干酪样坏死组织；抗酸染色可查见结核分枝杆菌。肾肿瘤内可见异型细胞构成的病灶，并可侵犯肾周脂肪组织，如侵犯血管可形成癌栓。

3. 预防以及早发现、早诊断、早治疗的方法：①吸烟和肥胖是目前公认的肾癌危险因素，因此增加锻炼、减少吸烟以及控制体重是预防肾癌发生的重要措施。②重视体检：肾癌早期症状并不明显，定期体检是关键。③重视肉眼血尿：如出现反复发作、无痛、肉眼血尿，应及时到泌尿外科就诊。④如出现不明原因的消瘦、低热、血沉增快、高钙血症、红细胞增多等副肿瘤综合征，更应及时就诊。

（陈琳）

病例 12

一、病历摘要

患者男性，41 岁，公务员。

主诉：高热伴呼吸急促、胸闷 1 周，加重 2 天。

现病史：患者 1 周前无明显诱因出现高热，伴胸闷、呼吸急促，未予特殊治疗。2 天前病情急速加重，急诊入院。

既往史：患者平素体健，自诉曾患"龋齿"及"牙周炎"，时间及具体诊断不详；曾患中耳炎 3 年。

体格检查：体温 40.1 ℃，脉搏 65 次/分，呼吸 20 次/分，血压 129/80 mmHg。发育正常，营养可，精神不佳，查体欠合作。心脏叩诊心界不大。呼吸急促，可闻及啰音。肝、脾于肋下未触及。

实验室检查：

血常规：红细胞 4.23×10^{12}/L，血红蛋白 122 g/L，血小板 295×10^9/L，白细胞 29.47×10^{12}/L，中性分叶核粒细胞 25.34×10^9/L，单核细胞 0.95×10^9/L，淋巴细胞 1.16×10^9/L，CRP 180 mg/L。

凝血酶原时间（PT）16.9 s，活化部分凝血酶原时间（APTT）27.8 s。

血生化：总蛋白 57 g/L，白蛋白 30.6 g/L，血葡萄糖 11.3 mmol/L，尿素 14.4 mmol/L，血肌酐 142 mmol/L，ALT 758 U/L，AST 230 U/L，GGT 190 U/L，乳酸脱氢酶（LDH）324 U/L，ALP 113 U/L。

尿常规：尿糖（－），尿蛋白（－），尿胆红素（－），尿隐血（－），透明管型 7 个/μL，病理管型 12.5 个/μL，细菌 162 个/μL，黏液丝 696 个/μL。

血细菌培养（－），痰培养（－），真菌检测（－）。

辅助检查：

超声心动图：未见明显异常。

胸部正侧位 X 线：双肺纹理增多、增粗，边缘模糊。

诊疗经过：患者入院后出现多脏器功能衰竭，转入 ICU，给予抗感染、抗心力衰竭、连续性肾脏替代治疗（CRRT）等全方位治疗，但病情无法缓解，感染无法控制，出现脓毒血症及感染性休克。治疗中曾使用万古霉素等强力抗菌药物，但患者血压持续不稳定、全身大汗、少尿。

经全院会诊，发现患者口中残留一颗龋齿牙根，并伴有牙周炎。

复查床边彩色多普勒超声心动图，于二尖瓣瓣尖处见一条飘动的丝状赘生物。

手术治疗：患者入院 1 周后，行二尖瓣替换术（全部二尖瓣装置）＋心内异物取出

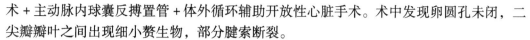

术＋主动脉内球囊反搏置管＋体外循环辅助开放性心脏手术。术中发现卵圆孔未闭，二尖瓣瓣叶之间出现细小赘生物，部分腱索断裂。

患者入院完善术前检查后进行手术治疗。术后，患者恢复良好，各器官功能逐渐恢复，1周后转出 ICU，1个月后出院。

二、病理活检

手术切除二尖瓣，瓣叶薄且半透明，其上附着一条细丝状赘生物；镜下见瓣膜结构局灶破坏伴中性粒细胞浸润，赘生物由较多坏死物、细菌菌团及中性粒细胞构成。

三、讨论提纲

1. 结合患者病情，列出可能的诊断及鉴别诊断。
2. 如何进一步佐证你的诊断？
3. 本例患者的心脏病变的最终诊断是什么？
4. 试述本病发生的病理过程。

（田甜）

【参考答案】

1. 急性细菌感染性疾病如肺炎等感染所致多器官功能障碍（MODS）。（此题为开放性答案。）

2. 建议进一步行心脏彩色多普勒超声检查排除心内膜炎，多次血细菌培养、痰培养寻找感染菌。（此题为开放性答案。）

3. 本例心脏病变的最终诊断：急性感染性心内膜炎。

4. 病理过程：患者血糖高，感染机会增加（肺炎），龋齿伴牙周炎的存在使口腔内感染细菌入血后导致菌血症、脓毒血症，最终导致多器官功能障碍（肝、肾功能障碍）。卵圆孔未闭，造成血流状态改变及内膜损伤、内层胶原暴露，为病原微生物的侵入创造了条件，继而导致感染性心内膜炎。

（田甜）

病例 13

一、病历摘要

患者男性，8 岁。

主诉：左大腿疼痛 10 余天。

现病史：10 余天前无明显诱因出现左大腿疼痛，持续不能缓解。无发热，无行走困难。于当地医院就诊，行膝关节正位片检查，提示左股骨下段骨囊肿可能。未进一步处理。患者左大腿疼痛进行性加重，左股骨下段肿胀明显，行走困难。曾就诊于外地某中医院，查左大腿 CT 示"左股骨下段恶性肿瘤"，予止痛对症处理后，建议至上级医院进一步就诊。今患者为进一步诊治来我院就诊。近期患者精神、睡眠一般，胃纳可，大小便正常，体重未见明显变化。

既往史、个人史、家族史：均无特殊。

体格检查：体温 36.5 ℃，脉搏 75 次/分，呼吸 20 次/分，血压 115/65 mmHg。除左膝关节活动受限外，余体格检查未见特殊。

骨科情况检查：

视诊：左膝肿胀明显。

触诊：左膝无表面静脉曲张。皮温不高，左膝可触及一大小约 8 cm×3 cm×6 cm 肿物，质地硬，边缘清，压痛明显，无波动。

动诊：左膝关节活动受限。

量诊：双下肢等长。

特殊检查、浅感觉、肌力、神经反射、生理反射、病理反射、血管检查：均无特殊。

实验室检查：

血常规检查：见图 3-28。

姓名:		性别:男	标本来源:静脉血
诊疗卡号 病区:骨肿瘤科	床号:	年龄:8岁	标 本 号:

序号 检验项目	结果	单位	参考值/区间
血细胞五分类[CBC+DIFF]			
1 白细胞WBC	13.30 ↑	×10⁹/L	4.00～10.00
2 中性分叶核粒细胞NEUT%	0.794 ↑		0.460～0.750
3 淋巴细胞LY%	0.126 ↓		0.190～0.470
4 单核细胞MO%	0.072		0.030～0.080
5 嗜酸性粒细胞EO%	0.006		0.005～0.050
6 嗜碱性粒细胞BASO%	0.002		0.000～0.010
7 中性分叶粒细胞NEUT#	10.56 ↑	×10⁹/L	1.80～6.40
8 淋巴细胞LY#	1.67	×10⁹/L	1.00～3.30
9 单核细胞MO#	0.96 ↑	×10⁹/L	0.00～0.50
10 嗜酸性粒细胞EO#	0.08	×10⁹/L	0.05～0.50

接收时间: 报告时间: 检验者: 审核者:

图 3-28　血常规检查报告

血生化检查：见图 3 – 29。

姓名：		性别:男	标本来源:静脉血
诊疗卡号	病区：骨肿瘤科 床号：	年龄:8岁	标本号：

序号 检验项目	结果	单位	参考值/区间
基础代谢生化组合Ⅱ			
1 丙氨酸氨基转移酶ALT	8	U/L	1 ~ 40
2 天冬氨酸氨基转移酶AST	24	U/L	1 ~ 37
3 碱性磷酸酶ALP	169 ↑	U/L	0 ~ 110
4 总蛋白TP	74.8	g/L	64.0 ~ 87.0
5 白蛋白ALB	35.1	g/L	35.0 ~ 50.0
6 球蛋白GLB	39.7 ↑	g/L	20.0 ~ 32.0
7 白/球比值	0.9 ↓		1.3 ~ 2.5
8 总胆红素TBIL	5.8	μmol/L	3.0 ~ 22.0
9 钙Ca	2.25	mmol/L	2.10 ~ 2.60
10 磷PHOS	1.72 ↑	mmol/L	0.97 ~ 1.62

接收时间 报告时间 检验者： 审核者：

图 3 – 29 血生化检查报告

辅助检查：

胸部 X 线检查：心、肺、膈未见异常（图 3 – 30）。

胸部 CT 检查：右肺上叶后段、左上肺尖后段及右下肺见多个小结节状高密度影，边界清，直径约 3 mm；余双侧未见异常。纵隔、心脏、肋骨、胸椎未见明确异常。诊断：右肺上叶后段、左上肺尖后段及右下肺多发小结节，性质待定，建议随访复查（图 3 – 31）。

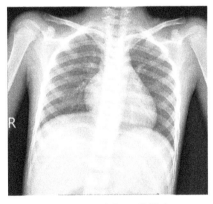

图 3 – 30 胸部 X 线检查

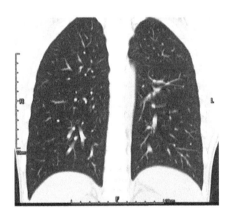

图 3 – 31 胸部 CT 检查

左大腿 X 线检查：左股骨远端干骺端见一大片状溶骨性骨质破坏区，边界欠清，密度不均匀，范围约 100 mm×51 mm，向下达骨骺线，前、后、外侧骨皮质部分中断，可见骨膜新生骨，外侧缘骨膜新生骨可见中断破坏，形成 Codman 三角，周围软组织可见明显肿胀，边界不清。余所见左股骨、胫骨、腓骨骨质连续，未见中断、破坏，左膝关节在位，关节间隙未见异常。

诊断：①考虑左股骨远端干骺端恶性肿瘤。②所见左侧胫腓骨骨质未见异常（图3-32）。

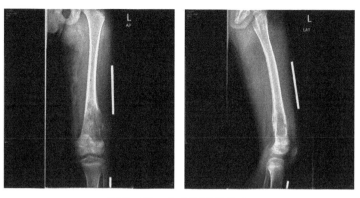

图3-32 左大腿X线检查

患者入院后，继续完善相关影像学检查。

左下肢CT检查：左股骨远端干骺端大片溶骨性骨质破坏，边界较清，向下达骨骺线，周围见梭形软组织肿块，病灶大小约57 mm×46 mm×115 mm，病灶密度欠均匀，前、后、外侧骨皮质部分中断，可见骨膜反应，左股骨远端骨骺关节面欠光整。余左侧股骨上段骨质形态、密度未见异常。左膝关节对位正常，间隙可。诊断：考虑左股骨远端干骺端恶性肿瘤（图3-33）。

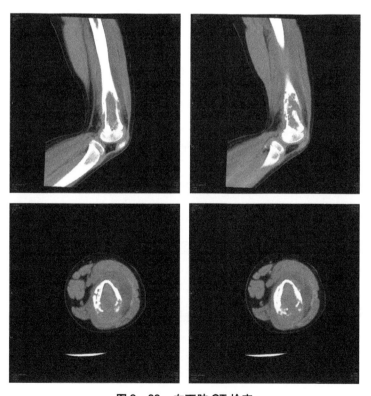

图3-33 左下肢CT检查

下肢 MRI 检查：左股骨远端干骺端见一团块状肿物，局部边界欠清晰，大小约为 101 mm×46 mm，其内信号不均；于 T1WI 上呈稍低信号，其内可见多发放射状更低信号；于 T2WI 上呈稍高－高信号，增强后肿物边缘明显强化，其内可见未强化区，邻近骨皮质破坏，以外侧为著，邻近可见骨膜反应，肿块远端局部到达骺板；余骨骺未见破坏，周围软组织显著水肿，边界不清。双侧股骨内信号欠均匀，可见多发片状 T1WI 稍低信号，T2WI 压脂高信号区，边界欠清，增强后可见强化。余软组织内未见异常信号灶。诊断：①左股骨远端干骺端肿物并骨质破坏，肿块远端累及骺板。②双侧股骨多发片状异常信号，考虑为发育期红骨髓（图 3－34）。

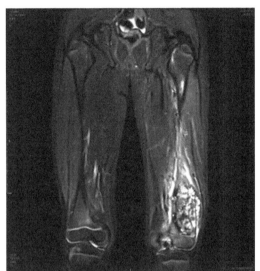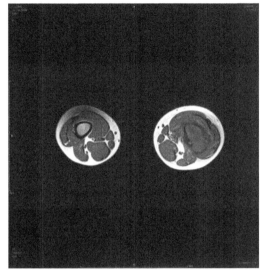

图 3－34　下肢 MRI 检查

发射型计算机断层显像（emission computed tomography，ECT）检查：常规全身骨显像，图像清晰，对比度好。前后位显像示：左股骨下段膨隆，呈高度异常放射性分布聚集灶，余颅骨、锁骨、胸骨、椎骨、肩胛骨、骨盆等放射性分布基本对称、均匀，未见异常的放射性分布稀疏、缺损、浓聚区。双肾影清晰显示。诊断：①左股骨下段膨隆，其代谢异常活跃，考虑原发性恶性骨肿瘤病变。②余全身骨显像未见骨转移征象（图 3－35）。

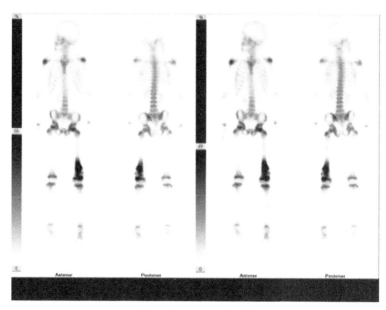

图 3 - 35　全身 ECT 检查

　　患者入院后行左股骨远端干骺端肿瘤穿刺，经确诊后行新辅助化疗后进行手术切除治疗。

二、病理活检

　　穿刺标本镜下所见见图 3 - 36。

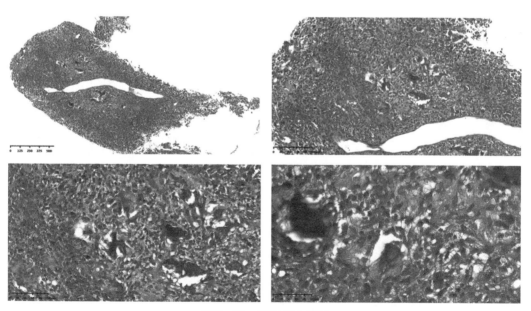

图 3 - 36　穿刺标本镜下

　　术后大体标本见图 3 - 37，镜下见图 3 - 38。

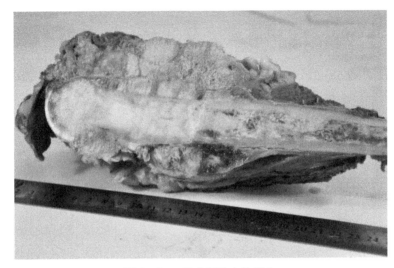

图 3 – 37　手术切除大体标本

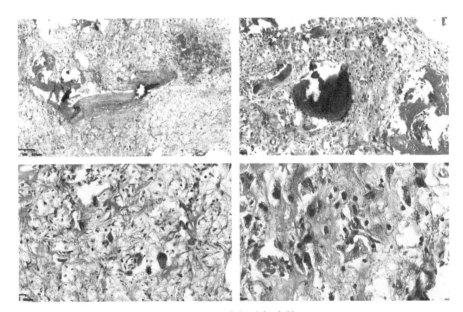

图 3 – 38　手术切除标本镜下

三、讨论提纲

1. 本例穿刺标本的病理诊断是什么？病理分型如何？术前穿刺与术后切除标本诊断是否一致？说明术前进行穿刺病理检查的重要性。

2. 本例的诊断依据是什么？

3. 本例影像学表现与病理表现有什么相关性？

4. 与患者预后相关的病理信息有哪些？

（王卓）

【参考答案】

1. 穿刺标本病理诊断：（左股骨远端干骺端）骨肉瘤，骨母细胞型。术后标本可见骨质破坏，并大量的肿瘤性骨样基质形成，其内少量肿瘤细胞散在其中，肿瘤细胞核大深染，具异型性，为骨肉瘤化疗后反应，故两者诊断一致，均为骨肉瘤。骨肿瘤的分类和诊断极为复杂，单纯依靠临床检查和影像学检查很难做出正确的诊断，组织穿刺病理活检是绝大部分骨肿瘤诊断的必要途径。根据穿刺标本的病理诊断，对肿瘤的性质、分期等有充分的了解，是决定手术、化疗等治疗方式的重要依据。

2. 该病例的诊断依据：骨肉瘤的诊断需要结合临床表现、影像学检查以及病理检查方可做出准确诊断。该患者年龄（8岁）和病变部位（股骨干骺端）是骨肉瘤的好发年龄和部位；血生化提示有碱性磷酸酶升高；影像学检查提示股骨干骺端有占位，邻近骨皮质破坏，以外侧为著，邻近可见骨膜反应，为典型骨肉瘤影像学表现。病理形态：镜下见核大、深染具异型性的肿瘤及大量骨样基质形成。综上，该病例临床表现、影像学检查及病理镜检均支持骨肉瘤的诊断。

3. 影像学表现与病理表现的相关性：两者的相关性主要体现在肿瘤的侵袭破坏性、肿瘤性成骨等方面。影像学表现中骨皮质部分中断对应病理改变为肿瘤细胞侵袭破坏宿主骨的皮质骨，干骺端大片溶骨性骨质破坏对应病理改变为骨髓腔内大量肿瘤细胞浸润并产生肿瘤性骨样组织。

4. 与患者预后相关的病理信息：主要包括肿瘤的类型、对化疗反应的评估以及有无靶向药物的分子改变等。

（王卓）

病例 14

一、病历摘要

患者男性，44 岁，普通职员。

主诉：确诊直肠神经内分泌肿瘤（neuroendocrine tumor，NET）7 年余，腰痛伴视听力下降 2 年。

现病史：患者于 2012 年 3 月因腹泻、腹胀等症状在当地医院就诊，经肠镜检查见直肠黏膜下肿物 1 个，内镜黏膜下剥离术（endoscopic submucosal dissection，ESD）后病理确诊为直肠 NET，后规律随诊并服用中药治疗。2017 年 10 月无明显诱因出现头部胀痛伴耳鸣、双眼浮肿、腰部疼痛、双下肢疼痛，进行性加重。

实验室检查：

血常规：白细胞 2.5×10^9/L，红细胞 3.89×10^{12}/L，血小板 121×10^9/L。

尿常规：尿蛋白（±）。

肝功能：白蛋白 32.5 g/L。

NET 相关标志物：降钙素原（procalcitonin，PCT）0.07 ng/mL。

肿瘤标记物、D - 二聚体、凝血功能、肝酶学、肾功能、电解质、术前筛查：均无异常。

辅助检查：

肠镜检查（2012 年 3 月）：直肠黏膜下肿物 1 个，距肛门 3 cm，直径 1 cm（图 3 -39）。

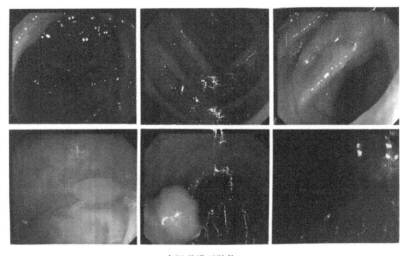

直肠黏膜下肿物。

图 3 -39　肠镜检查

ESD 术后病理报告（2012 年 7 月）：直肠神经内分泌肿瘤，核分裂象 < 2 个/2 mm^2，切缘阳性。免疫组化：肿瘤细胞 CD56（+），Syn 弱（+），CgA 部分（+），Villin（+），CDX-2 弱（+），CK7（-），CK20（-），Ki-67 密集区 > 3%（+）。

^{99m}Tc-HTOC 生长抑素受体显像（2012 年 7 月）：下腹部可见异常反射性增高区，诊断为下腹部生长抑素受体高表达病变，考虑为神经内分泌肿瘤（图 3 – 40）。

ESD 术后盆腔 MRI（2012 年 8 月）显示：①直肠壁中下段呈术后表现。②直肠周围及骶骨前多发肿大淋巴结，考虑转移。③右侧髋臼强化结节，考虑骨转移？建议骨扫描。④少量盆腔积液。

^{99m}Tc-MDP 全身骨显像（2012 年 8 月）：右股骨远端骨代谢旺盛灶，性质待定（图 3 – 41）。

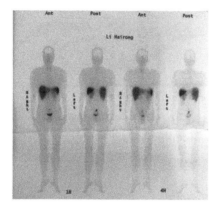

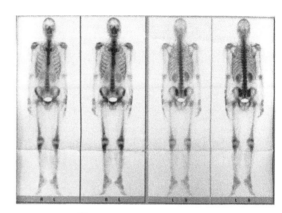

图 3 – 40　^{99m}Tc-HTOC 生长抑素受体显像　　　图 3 – 41　^{99m}Tc-MDP 全身骨显像（提示右股骨远端易见代谢旺盛灶）

复查 CT（2012 年 9 月）：直肠壁厚，有强化，以中下段明显，浆膜面毛糙，其右侧淋巴结肿大；骶前见数个结节状软组织肿块；右侧髋臼见斑片状 T1 等信号影，不除外转移。

^{99m}Tc-TOC-ECT（2017 年 11 月）：骶前生长抑素受体强阳性灶，结合病史考虑为直肠神经内分泌肿瘤术后复发（图 3 – 42）。

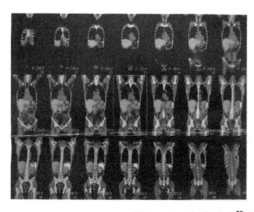

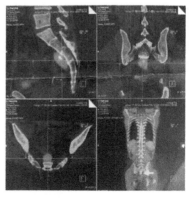

图 3 – 42　新发症状^{99m}Tc-TOC-ECT

上腹部 MRI（2019 年 4 月）：①直肠右侧异常信号灶，肛瘘？其他？结合临床及病史考虑。②盆腔少许积液。③骨盆组成骨信号不均，右股骨上段异常信号灶。

胸部 CT（2019 年 8 月）：①两肺多发磨玻璃结节影，炎性结节或肺部不典型腺瘤样增生均可能，建议短期复查。②两下肺少许细小结节，考虑增殖灶。③心包少许积液。

盆腔 MRI（2019 年 8 月）：结合病史，考虑骨盆及双侧股骨多发转移瘤。

头颅 MRI + MRA（2019 年 8 月）：右侧额顶部大脑镰旁占位，两侧脑室和第三、第四脑室脉络丛组织增生伴强化，结合病史考虑转移瘤可能。

^{99m}Tc-MDP 全身骨显像（2019 年 8 月）：双侧髂骨、双侧股骨近端、左侧股骨近端骨代谢异常增强，考虑转移瘤可能（图 3-43）。

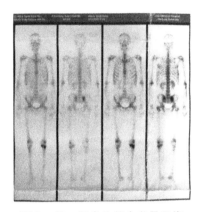

图 3-43 新发症状全身骨显像

胸腹盆 CT（2019 年 9 月）：①直肠下段肠壁不均匀增厚，结合临床，符合直肠神经内分泌肿瘤；骶前软组织结节，考虑转移瘤。②双肺多发散在结节，考虑转移瘤可能。

颅脑 MRI（2019 年 9 月）：双侧脉络丛、硬脑膜增厚并多发结节，结合病史考虑转移瘤，并轻度脑积水。

PET-CT（2019 年 9 月）：①直肠神经内分泌肿瘤术后，直肠周围、骶前多个淋巴结转移，糖代谢轻度增高、生长抑素受体显像强阳性。②全身多发骨质病变，部分糖代谢轻度增高；双侧椎间孔神经根明显增粗，部分糖代谢轻度增高；大脑镰及双侧脉络丛多发结节，糖代谢未见增高；上述病变生长抑素受体显像均阴性，转移瘤待排。另须注意血液系统疾病，建议活检。

入院后进一步完善相关检查：

ESR 36 mm/h，CRP 3.37 mg/L。

24 h 尿蛋白定量：尿量 2 800 mL/24 h，尿蛋白 0.818 g/24 h。

风湿免疫：（－）。

垂体功能评估：激素组合：卵泡刺激素（FSH）9.01 IU/L↑，泌乳素（PRL）22.95 ng/mL↑，睾酮（T）10.14 ng/mL↑；胰岛素样生长因子 -1（IGF-1）87.95 ng/mL。甲状腺激素组合、促肾上腺皮质激素（ACTH）、皮质醇节律：未见异常。

心电图、心脏彩超：未见异常病变。

眼眶 CT：①双眼 MRI 显示双侧球后肌锥内近眶尖区小结节，与视神经邻近，二者分界尚清，性质待定。②双侧脑室系统脉络丛弥漫性增大；硬脑膜增厚并多发结节，不除外转移瘤。

患者入院完善检查后行骨髓穿刺活检术。

二、病理活检

骨髓活检（2019 年 9 月）：穿刺骨髓组织，骨髓腔内见大量泡沫样细胞填充（图 3 - 44），仅见极少量偏成熟粒系、红系细胞散在分布，未见巨核细胞。

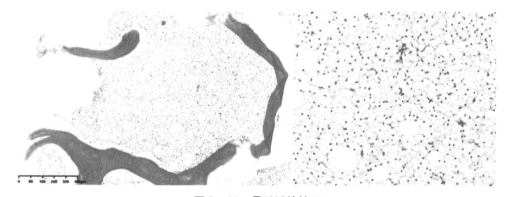

图 3 - 44　骨髓活检镜下

免疫组化：泡沫样细胞 CD68 （＋），CD163 （＋），FactorXⅢa 部分 （＋），CK （－），CD20 （－），CD3 （－），S-100 （－），CD1a （－），Langerin （－）。

分子检测：BRAF V600E 突变 （＋）。

三、讨论提纲

1. 根据 2019 年 8 月之前患者的病理结果，应诊断为什么疾病？此病与既往病史有何联系？

2. 根据 2019 年 9 月患者的病理结果，最终诊断是什么？诊断依据是什么？

3. 患者须行哪些后续治疗？

（文字整理　汪跃锋）

【参考答案】

1. 诊断：直肠神经内分泌瘤，G2，伴盆腔淋巴结转移（G2 TxN1M0 ⅢB 期）。既往 2012 年 7 月 ESD 术后病理诊断为直肠神经内分泌瘤，G2。

2. 最终诊断：埃德海姆 – 切斯特病（Erdheim-Chester disease，ECD），是一种罕见的非朗格汉斯细胞组织细胞增生症（脂质肉芽肿病），病变可累及骨骼系统和全身多个脏器，最常累及的部位是下肢长骨的干骺端及骨干。

诊断依据：骨髓活检示骨髓腔内见大量泡沫样细胞填充；免疫组化结果为泡沫样细胞 CD68（＋）、CD163（＋）、CD1a（－），提示其为单核巨噬细胞系统来源；分子检测结果示 BRAF V600E 突变（＋）。

3. 后续治疗：α 干扰素治疗、BRAF 抑制剂——vemurafenib 治疗、使用糖皮质激素，并行放疗。

（文字整理　汪跃锋）

病例 15

一、病历摘要

患者女性，53 岁，职业不详。

主诉：绝经后不规则阴道流血 6 月余。

现病史：6 月前无明显诱因不规则阴道流血，淋漓不尽，无明显下腹痛，无腰骶部酸痛感，无尿频、便秘、便血等。起病以来，患者体重较前减轻约 3 kg。

既往史、个人史：无特殊。

月经史：51 岁绝经。平素月经较多，暗红，无痛经、血块。

婚育史：未婚，有性生活史。

辅助检查：超声示子宫长径 7.6 cm，前后径 5.2 cm，横径 5.6 cm，宫腔内见高回声区，大小 4.0 cm×3.1 cm，充满整个宫腔，其内见较多分支状彩色血流信号，与肌层分界不清。左侧输卵管壶腹部可见高回声肿物影。

临床诊断：子宫内膜恶性肿瘤。

患者入院完善术前检查后进行手术治疗。

二、病理活检

术后大体标本为子宫及双侧输卵管组织，见图 3 - 45。宫腔内可见暗红、灰黄肿物填充（黑色箭头所示），大小约 4 cm×3 cm×1 cm，质脆，可见肿物侵犯子宫壁肌层，未见正常内膜组织。左侧输卵管壶腹部可见灰黄菜花样肿物填充（蓝色箭头所示），右侧输卵管未见异常。标本镜下所见见图 3 - 46。

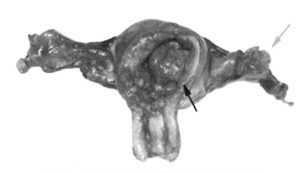

图 3 - 45 子宫及双侧输卵管组织大体标本

119

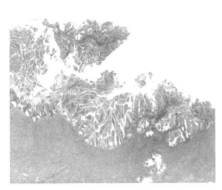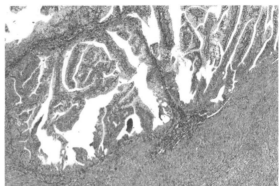

图3-46　标本镜下所见

三、讨论提纲

1. 本例最可能的病理诊断是什么？
2. 本例病症有哪些高危因素？
3. 与本例类似的症状还可以由哪些病因引起？如何鉴别？

（刘旭斌　许杰）

【参考答案】

1. 病理诊断：子宫内膜样腺癌伴左输卵管转移。

2. 子宫内膜癌的高危因素：①子宫内膜增生及过量雌激素的长期作用（长期口服雌激素、分泌雌激素的肿瘤等）。②相关家族史。③肥胖、高血压、糖尿病、不孕不育等。

3. 本例主要症状为绝经后阴道不规则流血，也可由下列病因引起：①宫颈息肉、囊肿（一般出血量较少，持续时间短）。②子宫内膜相关病变（可行内膜诊刮活检）。③子宫平滑肌瘤、子宫内膜间质肉瘤等肿瘤。如为绝经前患者，应排除妊娠相关性疾病可能。④宫颈癌（主要表现为接触性出血，可行宫颈细胞学检查或宫颈活检以明确）。

（刘旭斌　许杰）

病例 16

一、病历摘要

患者女性，45 岁，职业不详。

主诉：月经量增多 6 年余。

现病史：6 年前无明显诱因出现月经量较前增多，每日更换卫生巾约 10 片，伴头晕、乏力，曾因"贫血"于当地医院行输血治疗，治疗后症状好转，后有反复。

既往史：乙肝病毒携带者，余无特殊。

月经史：17 岁初潮，7/27～28 天，平素月经量多，色红，无痛经，有血块，无异常阴道流血史。

婚育史：25 岁结婚，G2P1A1，育 1 子 0 女，配偶患"尿毒症"。

辅助检查：超声示子宫长径 7.2 cm，前后径 7.5 cm，横径 9.0 cm，子宫内膜呈线状，宫底肌壁间见 3.0 cm×2.5 cm 低回声区，边界清。左侧卵巢内见 2.4 cm×1.8 cm 肿物，内部见液性暗区，并见乳头状实性光团与囊壁相连，实性区域可见少量彩色血流信号。

患者入院完善术前检查后进行手术治疗。

二、病理活检

术后大体标本为子宫及双侧卵巢、输卵管，见图 3-47。其肌壁间可见直径约 3 cm 灰白质韧肿物（黑色箭头所示），切面编织状，与肌层分界清，可剥离。左侧附件呈囊实性，切开可见血性液体流出，囊壁（蓝色箭头所示）可见多量乳头状结构（红色箭头所示），质脆，未见正常卵巢结构。右侧附件未见明显异常。

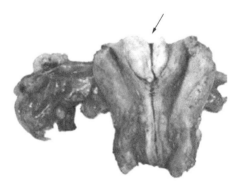

三、讨论提纲

1. 本例最可能的病理诊断是什么？导致患者临床症状的主要病因是什么？

2. 如何肉眼初步鉴别宫底病灶的良、恶性？

3. 患者卵巢病灶可能的病理诊断有哪些？卵巢病变可能引起哪些症状？

（刘旭斌 许杰）

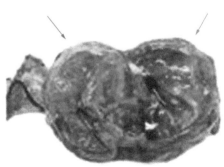

图 3-47 子宫及左侧附件大体标本

【参考答案】

1. 最可能的病理诊断：子宫平滑肌瘤，卵巢囊腺瘤。

主要病因：患者主要表现为月经量增多。肌瘤导致内膜表面积增大，从而引起月经量的增多；子宫肌瘤会影响子宫平滑肌的收缩，也会引起月经量的增多；肌瘤可压迫周围血管，亦可导致月经量增多。

2. 肉眼初步鉴别宫底病灶的良、恶性：宫底结节状病灶肉眼观呈膨胀性生长，周围有假包膜，与周围肌层境界清楚，易于剥离；切面灰白、质韧，略呈编织状；无出血坏死；形态上符合良性肿瘤（平滑肌瘤）。若为恶性者（平滑肌肉瘤），则与周围组织分界可不清（无假包膜，呈浸润性生长），肿瘤质地稍软，切面呈鱼肉状，常可见出血坏死。

3. 可能的病理诊断：卵巢交界性浆/黏液性囊腺瘤、卵巢子宫内膜样肿瘤、卵巢生殖细胞肿瘤、性索间质肿瘤等。

可能引起的症状：肿瘤体积小者症状可不明显，多于体检时发现；肿瘤体积大者可触及腹腔肿块，患者可有腹部坠胀感；部分肿瘤并可引起激素紊乱、阴道不规则流血等。

（刘旭斌　许杰）

病例 17

一、病历摘要

患者女性，56 岁，自由职业者。

主诉：阴道接触性出血 6 月余。

现病史：患者自诉于 6 月余前阴道接触性出血，宫颈细胞学液基涂片示肿瘤性病变细胞，不除外为癌。HPV 检测示 HPV16、18 型阳性。

既往史：平素身体健康状况良好，否认高血压、冠心病，1 个月前诊断为糖尿病。

月经史：52 岁绝经。

辅助检查：妇科超声示子宫长径 5.7 cm，前后径 4.3 cm，横径 4.0 cm，子宫内膜呈线状；宫颈口见低回声区，大小 3.0 cm×3.0 cm，内见条状血流信号。阴道前、后穹窿消失。双侧附件未见明显肿物。

患者入院完善术前检查后进行手术治疗。

二、病理活检

术后大体标本为子宫全切标本，见图 3 - 48，宫颈口可见直径约 3 cm 菜花样肿物（黑色箭头所示），质脆，疑似累及宫旁组织。

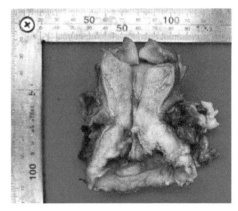

图 3 - 48　子宫全切标本

三、讨论提纲

1. 本例的主要病理诊断是什么？该病症常见组织学类型是什么？

2. 该病症主要的诱发因素有哪些？有什么预防措施？

3. 该病症有哪些筛查方法？试比较各方法的优劣。

（刘旭斌）

124

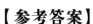

【参考答案】

1. 病理诊断及组织学类型：宫颈上皮源性恶性肿瘤，主要以鳞状细胞癌多见，少数为宫颈腺癌。

2. 主要病因：高危型 HPV 的持续性感染（最常见为 HPV16、18 型）、吸烟、多性伴侣、多产、包皮垢刺激等。主要预防措施：注射 HPV 疫苗（有性生活前注射效果更佳），建立良好的卫生习惯与健康的性观念等。

3. 主要筛查方法：①宫颈脱落细胞学检查。能对宫颈病变早期的细胞做出诊断，对宫颈癌的预防有重要作用，且此法损伤少、价格低，易于推广。不足之处：细胞的采集对取材医生要求较高，取材不足容易漏诊；细胞病变的早期与炎症性病变常难以鉴别，对处于 HPV 潜伏期的细胞难以做出诊断。②HPV 病毒 DNA 检测。此法能对多型 HPV 病毒（包括高危型及低危型）做出检测，可作为细胞学检查的有力补充，为临床制订治疗方案提供依据。目前已发现的 HPV 种类有 100 多种，其中有 40 多种可引起肿瘤性病变，目前的检测试剂难以对所有 HPV 类型做出检测，存在一定的漏诊率。另外，鉴于大部分 HPV 感染者可自愈或终身无症状，HPV 的高检出率可能会造成过度治疗或引起患者不必要的心理负担。目前，推荐宫颈细胞学结合 HPV 检测联合对宫颈上皮病变做出诊断及制订治疗方案。

（刘旭斌）

病例 18

一、病历摘要

患者女性，52 岁，职业不详。

主诉：双下肢凹陷性水肿 3 月余。

既往史：有"高血压"病史 10 余年，血压控制不理想。

实验室检查：

血常规：白细胞 14.29×10^9/L，红细胞 3.73×10^{12}/L，血红蛋白 116 g/L，血小板 830×10^9/L。尿常规：pH 6.5，比重 1.014，尿蛋白（+++），尿隐血（+）。基础生化：Scr 230 μmol/L，BUN 11.2 mmol/L，TG 3.45 mmol/L，LDL-C 3.87 mmol/L。

查体：血压最高为 185/108 mmHg。

患者入院完善术前检查后行肾脏穿刺活检术。

二、病理活检

肾脏穿刺标本镜下所见见图 3 - 49 至图 3 - 54。

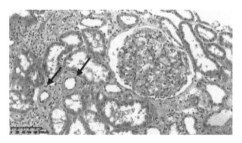

图 3 - 49　HE 染色显示小动脉玻璃样变性（黑色箭头所示）及炎症细胞浸润（蓝色箭头所示）

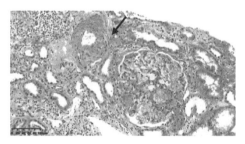

图 3 - 50　HE 染色显示肾间质血管壁纤维性增厚（黑色箭头所示）

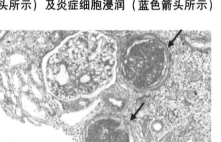

图 3 - 51　PAS 染色显示缺血硬化的肾小球（黑色箭头所示）

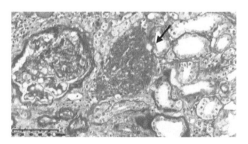

图 3 - 52　PAS 染色显示肾小球缺血硬化（黑色箭头所示）及萎缩的肾小管（蓝色箭头所示）

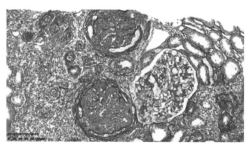

图 3 –53　PASM 染色显示肾小球硬化
及肾间质纤维化

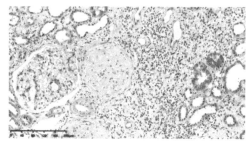

图 3 –54　Masson 染色显示肾小球硬化、肾间质
纤维化及炎症细胞浸润

三、讨论提纲

1. 本病例最可能的临床诊断是什么？

2. 诊断依据是什么？

3. 肾脏的大体表现是怎样的？

（费凌燕）

127

【参考答案】

1. 临床诊断：高血压性肾损伤。

2. 诊断依据：患者有"高血压"病史 10 余年。此次住院血压 185/108 mmHg，血压控制不理想。尿常规示尿蛋白（+++）、尿隐血（+），BUN 11.2 mmol/L，提示肾功能受损。肾穿刺病理切片显示典型的高血压肾损伤的病理改变：健存代偿性肥大的肾小球、缺血硬化的肾小球、小动脉内膜纤维性增厚、细动脉玻璃样变的血管。

3. 肾脏的大体表现：双侧肾体积缩小，质地变硬，重量减轻；表面呈细颗粒状；切面可见皮质变薄，皮髓质分界不清；肾盂周围脂肪组织增生，呈颗粒性固缩肾或良性肾硬化。

（费凌燕）

病例 19

一、病历摘要

患者男性，70 岁。

主诉：视物模糊伴肌酐升高 2 年余。

现病史：患者 2 年余前因"视物模糊"于当地医院诊断为"2 型糖尿病，糖尿病视网膜病变，黄斑水肿，高血压"，行眼科手术（右眼）后症状缓解，并予口服培哚普利控制血压，"阿卡波糖、格列齐特"控制血糖至今，自诉血压、血糖控制良好，空腹血糖 5～6 mmol/L，餐前血糖 6～7 mmol/L。当时查尿蛋白波动在（++）至（+++），肌酐 173～177 μmol/L，尿潜血阴性，自诉偶有泡沫尿，无颜面部及双下肢浮肿，未予进一步诊治，未定期复查。2 个月前复查肌酐 271 μmol/L，尿蛋白（++）。现为进一步诊治入院。患者自起病以来，偶有泡沫尿，无肉眼血尿，无颜面部浮肿，无面部红斑、光过敏、口腔溃疡、皮疹、关节痛，无腹痛、腹胀、纳差、尿黄，无胸闷、心悸、气促，精神、胃纳、睡眠一般，二便如常，体重近期无明显改变。

既往史：平素身体健康状况良好，患有高血压、糖尿病 2 年余。否认冠心病，否认肝炎、结核等传染病史，否认外伤、输血史，无食物、药物过敏史。

个人史、婚育史、家族史：无特殊。

体格检查：体温 36.4 ℃，脉搏 78 次/分，呼吸 19 次/分，血压 130/75 mmHg，余未见特殊。

实验室检查：

血常规：见表 3-1。

表 3-1 血常规检查

检查次序	WBC/ (×10⁹/L)	NEUT	LY	Hb/ (g/L)	MCHC/ (g/L)	MCV/ fL	Ht	PLT/ (×10⁹/L)
1	9.16	0.751 ↑	0.162	106.0 ↓	338.0	30.5	0.314 ↓	278
2	8.05	0.676	0.199	93.0 ↓	333.0	90.9	0.279 ↓	248
3	8.21	0.717	0.175 ↓	85.0 ↓	348.0	89.7	0.244 ↓	225

糖化血红蛋白：见表 3-2。

表 3-2　糖化血红蛋白检查

项目名称	结果	单位	参考值
血红蛋白 A1c（HBA1c）	8.89	%	4.40～6.40

尿常规：见表 3-3。

表 3-3　尿常规检查

颜色	浊度	pH	比重	尿糖	蛋白	酮体	隐血	红细胞/（个/μL）	白细胞/（个/μL）	结晶/（个/μL）	细菌/（个/μL）
淡黄色	清晰	9.0	1.009	+	++	−	+	3	4	12 ↑	230 ↑

24 h 尿蛋白定量：见表 3-4。

表 3-4　24 h 尿蛋白定量检查

检查次序	24 h 尿量/mL	尿总蛋白/（g/24 h）
1	2 750 ↑	5.445 ↑
2	1 000	2.321 ↑

肾功能、电解质：见表 3-5。

表 3-5　肾功能、电解质检查

检查次序	Na/（mmol/L）	K/（mmol/L）	Ca/（mmol/L）	PHOS/（mmol/L）	CO_2/（mmol/L）	Glu/（mmol/L）	UREA/（mmol/L）	CREA/（μmol/L）	UA/（μmol/L）
1	139	4.22	2.30	/	27	4.2	15.1 ↑	315 ↑	—
2	139	4.22	2.20	1.50	25	5.8	16.9 ↑	301 ↑	438 ↑
3	140	4.40	2.00 ↓	1.19	21	6.3 ↑	17.1 ↑	276 ↑	442 ↑
4	141	4.04	2.10	1.48	23	7.0 ↑	19.1 ↑	272 ↑	477 ↑

肝功能：见表 3-6。

表 3-6　肝功能检查

检查次序	ALT/（U/L）	AST/（U/L）	ALP/（U/L）	TP/（g/L）	ALB/（g/L）	TBIL/（μmol/L）	白/球比
1	24	15	89	65.3	35.2	7.7	1.2 ↓
2	26	16	82	57.0 ↓	31.4 ↓	5.5	1.2 ↓
4	17	12	81	53.1 ↓	27.3 ↓	5.5	1.1 ↓

尿培养：（－）。

粪便常规＋隐血＋转铁蛋白组合：未见明显异常。

抗结核抗体（PPD-IgG）：（＋）。

血清免疫固定电泳：未发现有单克隆免疫球蛋白。

游离甲功组合、贫血组合Ⅲ：未见异常。

余自身免疫抗体及肿瘤检测未见异常。

辅助检查：

超声心动图：高血压心脏病改变，主动脉增宽，左房增大，二尖瓣关闭不全（轻度），左心室收缩功能正常，舒张功能减低（Ⅰ级），右心室收缩功能正常。

双肾、输尿管、膀胱及血管彩超：左肾大小为10.3 cm×4.7 cm，实质厚度为1.4 cm；右肾大小为10.6 cm×4.7 cm，实质厚度为1.6 cm。双肾实质回声正常，皮髓质分界清楚，集合系统正常，无局灶性病变。双肾门血流通畅。膀胱壁不厚，内膜平整，腔内未见病变。双输尿管未见扩张。双侧椎动脉内径、血流速度、血流方向正常。双颈动脉（颈总动脉、颈内动脉、颈外动脉）内膜不光滑，可见散在钙化，颈动脉内膜中层厚度（IMT）最厚1.4 mm，左侧颈总动脉近分叉可见低回声的斑块附壁，大小2.3 mm×21.4 mm，STENOSIS＜50%，余动脉管腔内径正常。

双下肢动脉彩超：左胫前动脉狭窄，STENOSIS 70%～99%，余双下肢动脉硬化性改变伴双侧股总动脉斑块，STENOSIS均小于50%。双下肢深静脉血流通畅，未见血栓形成。双大隐静脉通畅，根部未见扩张。双小腿未见明显扩张交通静脉。

患者入院后完善相关检查，眼科会诊示糖尿病视网膜病变（增殖前期）、白内障，目前予降血压、护肾、碱化尿液、通便、调节血脂、监测血糖等对症处理，并行肾脏穿刺活检术。

患者目前无发热、畏寒，无恶心、呕吐，一般状况良好，生命体征平稳，准予出院。

二、病理活检

肾脏穿刺活检标本光镜所见：石蜡切片中见24个肾小球，其中10个球性硬化，1处节段硬化，1个细胞纤维性新月体形成。余正切的肾小球体积增大，系膜区重度增宽，以基质成分为主，伴K-W结节形成，可见节段系膜溶解伴毛细血管瘤样扩张，节段内皮细胞增生。毛细血管袢开放差，多处球囊粘连，伴囊壁增厚、分层。肾小管大片状萎缩（＞50%），余肾小管上皮细胞颗粒变性及空泡变性，非萎缩小管基底膜亦显著增厚。肾间质大片状纤维化伴单个核细胞及少量嗜酸性粒细胞浸润。小动脉内膜显著纤维性增厚，细动脉多处透明变性（图3-55）。

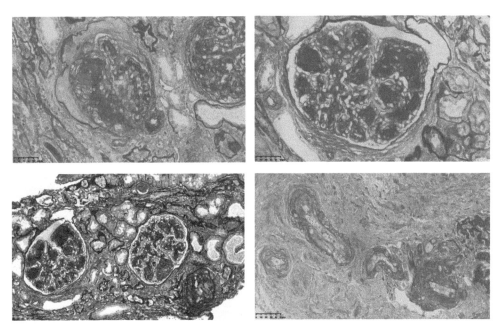

图 3 - 55 肾脏穿刺活检标本光镜所见

免疫荧光：IgG（ + ），弥漫球性分布，线样沉积于毛细血管壁；IgM、C3、C1q 渗出性阳性；IgA、Fg 均阴性（图 3 - 56）。

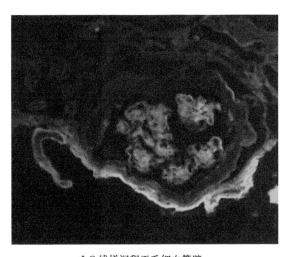

IgG 线样沉积于毛细血管壁。

图 3 - 56 免疫荧光所见

电镜：系膜区呈结节状增宽，肾小球毛细血管基底膜呈均质性增厚，厚 850 ~ 1 100 nm，未见电子致密物沉积（图 3 - 57）。

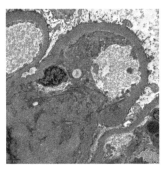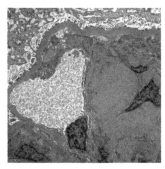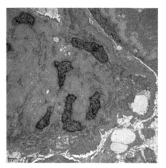

图3-57 电镜所见

显示毛细血管基底膜均质性增厚，肾小球系膜区基质增多。

病理诊断：结节型糖尿病肾小球硬化症，Ⅳ级。

三、讨论提纲

1. 糖尿病累及的肾脏的血管类型是什么？为什么会出现蛋白尿？

2. 糖尿病、高血压、动脉粥样硬化往往伴随出现，这是什么原因导致的？

3. 糖尿病的病程发展非常缓慢，如果不进行肾活检，还有什么办法观察糖尿病导致的血管病变？

（杨诗聪）

【参考答案】

1. 糖尿病累及的肾脏的血管类型包括小动脉及细动脉，小动脉改变主要表现为弹力层分层及内膜增厚，细动脉管壁可见透明变性，出入球细动脉均受累。蛋白尿的出现与肾小球高滤过状态、滤过膜受损等多种因素相关。

2. 糖尿病患者因血糖水平升高导致内皮细胞损伤，继而出现动脉内膜纤维化等慢性化病变，导致动脉管腔狭窄，引起血压升高。糖尿病肾病患者往往存在代谢综合征的情况，在内皮细胞损伤的前提下伴有血脂异常，可能伴发动脉粥样硬化。

3. 糖尿病的病程发展非常缓慢，如果不进行肾活检，可通过检测尿白蛋白排泄率，观察肾小球滤过屏障有无受损，观察眼底动脉的改变，评估糖尿病有无引起血管并发症，从而了解病情进展。

（杨诗聪）

病例 20

一、病历摘要

患者男性，56 岁。

主诉：体检发现胰尾占位 1 月。

现病史：患者 1 月前体检行腹部超声及 CT 检查发现胰尾占位，直径约 1.5 cm，无腹痛、腹胀、身目黄染，无面色苍白、四肢发凉、出冷汗、心悸、手颤、腿软、精神恍惚、嗜睡、昏迷等精神神经症状，无烦渴、皮疹。现为进一步治疗入院。患者自起病以来精神、胃纳、睡眠可，二便正常，体重无明显变化。

既往史、体格检查、实验室检查：无特殊。

辅助检查：

腹部 CT：胰腺尾部见软组织结节影，大小约 1.5 cm×1.3 cm，边界较清，密度稍低，明显强化。

患者入院完善术前检查后进行手术治疗。

二、病理活检

术后大体标本为胰腺组织，大小 6 cm×5 cm×4 cm，切开见直径 1.5 cm 界清灰白质韧肿物 1 个。标本镜下及免疫组化见图 3–58 至图 3–67。

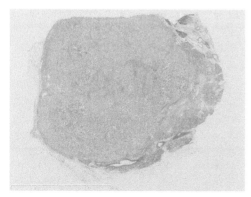

图 3–58 低倍镜显示肿瘤与周围胰腺组织分界较清

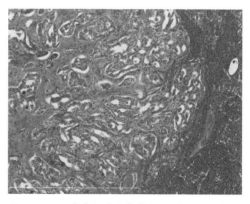

图 3–59 肿瘤细胞分化较好，大小、形态较一致，排列呈梁状或腺样，间质富含薄壁血管

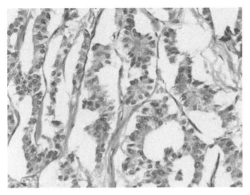

图 3-60　肿瘤细胞分化较好，大小、形态较一致，染色质呈胡椒盐样，核分裂象约1个/2 mm²

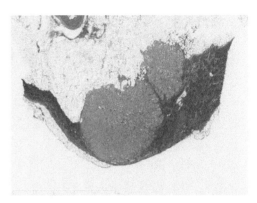

图 3-61　胰腺旁淋巴结可见肿瘤转移

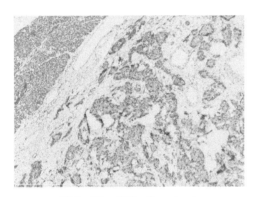

图 3-62　IHC：Syn（+）

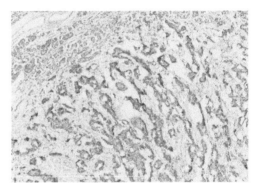

图 3-63　IHC：CgA（+）

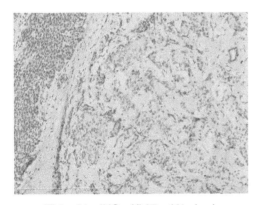

图 3-64　IHC：Ki-67<1%（+）

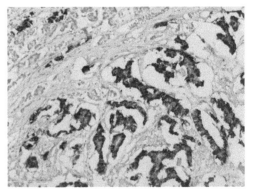

图 3-65　IHC：胰岛素（+）

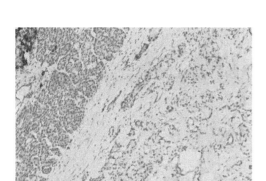

图 3-66　IHC：胰高血糖素（-）

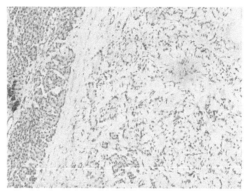

图 3-67　IHC：生长抑素（-）

三、讨论提纲

1. 本例的病理诊断是什么？
2. 诊断依据是什么？
3. 本例有淋巴结转移，是否能诊断为神经内分泌癌？为什么？
4. 本例是否能诊断为胰岛素瘤？为什么？

（林原）

【参考答案】

1. 病理诊断：胰腺神经内分泌肿瘤（NET），G1；伴胰旁淋巴结转移（1/1）。

2. 诊断依据：①胰腺实性占位。②镜下有典型的神经内分泌肿瘤细胞形态及排列方式：肿瘤细胞分化较好，大小、形态较一致，排列呈梁状或腺样，间质富含薄壁血管。③免疫组化证实肿瘤细胞弥漫表达神经内分泌标记 Syn 及 CgA。④核分裂象 1 个/ 2 mm^2，Ki-67 <1% （+），分级归为 G1。

3. 不能诊断为神经内分泌癌。本例虽有淋巴结转移，但其形态学及增殖活性均支持为典型的分化好的神经内分泌瘤；而神经内分泌癌细胞分化差，核分裂象和 Ki-67 指数高，常见肿瘤坏死。按照 2010 版及之后新版 WHO 胰腺神经内分泌肿瘤分类，淋巴结转移不影响肿瘤分类和分级，1 级的神经内分泌瘤也可以有淋巴结转移。

4. 不能诊断为胰岛素瘤。本例免疫组化显示肿瘤细胞表达胰岛素，但是否为胰岛素瘤须根据临床是否有高胰岛素血症相关的表现，如低血糖症状、昏迷及精神神经症状等判断，而非依据免疫组化结果。

（林原）

病例 21

一、病历摘要

患者女性，20 岁。

主诉：发现右侧颈部肿物 5 天。

现病史：患者 5 天前参加单位体检时发现右侧颈部结节，无疼痛。

体格检查：右侧甲状腺触诊可及一类圆形结节，活动度差。

辅助检查：B 超检查示结节大小约 1.5 cm×1.0 cm×0.8 cm，血供丰富，边界尚清，考虑 T5 类结节。

住院经过：患者入院完善术前检查后进行手术治疗。

二、病理活检

术后大体标本为右侧甲状腺，见图 3 – 68；镜下所见见图 3 – 69。

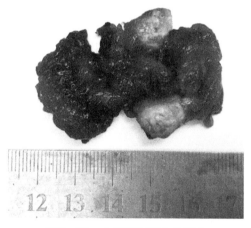

图 3 –68 右侧甲状腺大体标本

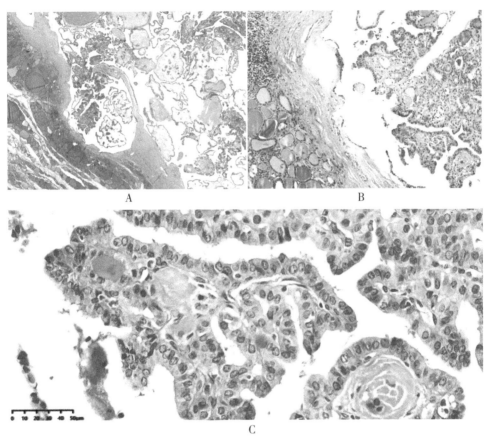

A. 低倍视野；B. 中倍视野；C. 高倍视野。

图 3-69 右侧甲状腺标本镜下

二、讨论提纲

1. 本病例的诊断是什么？
2. 描述本病例的镜下特征。
3. 该疾病的预后如何？

（汪跃锋）

【参考答案】

1. 诊断：（右侧）甲状腺乳头状癌。

2. 镜下特征：低倍镜下，甲状腺组织内见呈乳头状生长的结节。中倍镜下，肿瘤细胞与周边正常甲状腺相比明显增大，排列拥挤。高倍镜下，癌细胞排列拥挤、极向紊乱；核增大、淡染（毛玻璃样），核形不规则，可见核沟。

3. 本疾病的预后：甲状腺乳头状癌预后较好，10年存活率达95%以上。

（汪跃锋）

病例 22

一、病历摘要

患者女性，28 岁。

主诉：反复尿检异常 14 月余。

现病史：患者 14 月余前无诱因出现肉眼血尿，无血块，无伴尿痛、尿频、尿急、尿量增多、少尿，无畏寒、发热、腰痛。到当地医院就诊，尿常规检查提示"白细胞 ++ 至 +++、红细胞 2 万个"（未见检查单），诊断为"出血性膀胱炎"；膀胱镜及宫腔镜检查提示"膀胱小息肉"，予抗炎、止血等药物治疗后症状好转出院。出院后 1 个月复查尿常规，提示"尿蛋白（+），隐血（++）"。1 个月前当地医院复查尿常规，提示"红细胞 237 个，白细胞 59 个，隐血（+++），蛋白（+++）"，予阿利沙坦 240 mg qd、肾炎舒、金水宝治疗。现患者为求进一步诊治来我院。自起病以来，偶有腰痛，无皮疹、脱发、晨僵、皮下出血、光过敏、口腔溃疡，无眼干、口干，无发热、咳嗽、咳痰，无气促、胸闷、呼吸困难，无心悸、胸痛，无腹泻、腹痛，无便秘、黑便、血便，精神、睡眠、胃纳可，小便如上述，体重近期无明显变化。

既往史、个人史、月经及婚育史、家族史：无特殊。

体格检查：体温 36.5 ℃，脉搏 75 次/分，呼吸 20 次/分，血压 101/64 mmHg。余体格检查未见特殊。

实验室检查：

血常规：见表 3-7。

表 3-7 血常规检查

WBC/ (×10⁹/L)	NEUT	LY	Hb/ (g/L)	MCHC/ (g/L)	MCV/ fL	Ht	PLT/ (×10⁹/L)
6.02	0.612	0.277	124	337.0	83.3	0.368↓	203

尿常规：见表 3-8。

表 3-8 尿常规检查

颜色	浊度	pH	比重	尿糖	蛋白	酮体	隐血	红细胞/ (个/μL)	白细胞/ (个/μL)
淡黄色	清晰	6.5	1.017	−	+	−	+++	253↑	7

红细胞位相：见表 3-9。

表 3 − 9　红细胞位相检查

pH	蛋白	正形红细胞/mL	畸形红细胞/mL	G1
5.5	阳性（1 +）	0	1 120 000	>5

24 h 尿蛋白定量：见表 3 −10。

表 3 −10　24 h 尿蛋白定量检查

检测次序	24 小时尿量/mL	尿总蛋白/（g/24 h）
1	2 200 ↑	928 ↑
2	1 150	427 ↑
3	1 900 ↑	832 ↑

肾功能、电解质：见表 3 −11。

表 3 −11　肾功能、电解质检查

Na/ （mmol/L）	K/ （mmol/L）	Ca/ （mmol/L）	PHOS/ （mmol/L）	CO_2/ （mmol/L）	Glu/ （mmol/L）	UREA/ （mmol/L）	CREA/ （μmol/L）	UA/ （μmol/L）
138	4.01	2.2	1.00	27	4.8	4.3	55	375 ↑

ESR（毛细管法）：38 mm/h↑。

磷脂抗体全套：未见异常。

肿瘤、SLE6 及风湿病组合 Ⅱ：未见异常。

辅助检查：

超声心动图：心脏形态结构未见异常，彩色多普勒未见明显异常，左心室收缩及舒张功能正常，右心室收缩功能正常。

肝、胆、脾、胰、双肾、输尿管彩超：左肾大小为 10.4 cm × 5.4 cm，实质厚度 1.5 cm；右肾大小为 10.6 cm × 3.7 cm，实质厚度 1.3 cm。双肾脏形态正常，轮廓线清晰，肾内未见病变回声。

住院经过：患者入院完善检查后行肾脏穿刺活检术。结合病理结果，予甲泼尼龙 500 mg 冲击治疗，后予泼尼松 25 mg 隔日口服治疗。病情平稳，予以出院。

二、病理活检

肾脏穿刺活检标本光镜：石蜡切片中见 26 个肾小球，其中 1 个球性硬化、2 个细胞纤维性、5 个小细胞纤维性、1 个小纤维性新月体形成。余肾小球系膜细胞及基质弥漫性轻 − 中度增生，节段内皮细胞增生。毛细血管袢开放尚好，数处球囊粘连。Masson 染色：系膜区及系膜旁区嗜复红物沉积。肾小管小灶性萎缩（约 5%），余肾小管上皮细胞空泡变性及颗粒变性，可见少量红细胞管型。肾间质小灶性纤维化伴单个核细胞浸润。小动脉内膜纤维性增厚，细动脉管壁稍增厚（图3－70）。

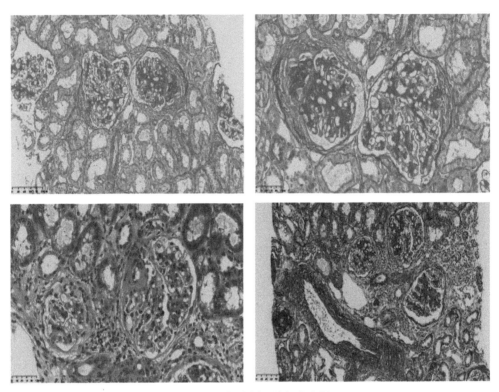

图3－70　肾穿刺活检标本光镜

免疫荧光：IgA（＋＋）、IgM（＋）、C3（＋），弥漫性球性分布，颗粒状沉积于系膜区；IgG、C1q、Fg均（－）（图3－71）。

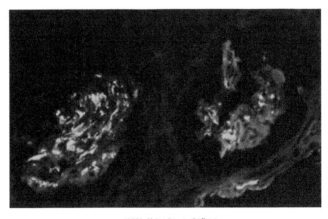

IgA颗粒状沉积于系膜区。
图3－71　免疫荧光所见

电镜：肾小球系膜细胞增生，系膜区可见小块状电子致密物沉积（图3 – 72）。

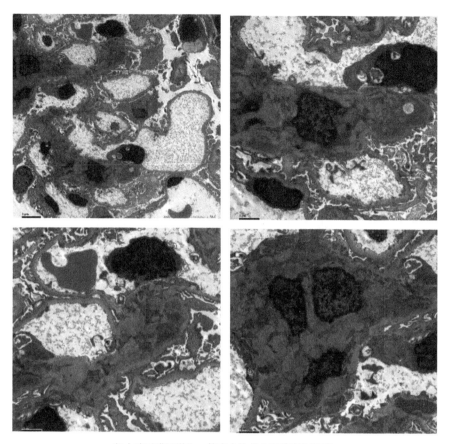

肾小球系膜区增生，伴有小块状电子致密物沉积。

图 3 – 72　肾穿刺活检标本电镜

诊断：IgA 肾病：轻 – 中度系膜、内皮增生伴球性硬化（1/31）及新月体（8/31）。相当于 Lee Ⅲ级 Oxford M1E1S0T0C2。

三、讨论提纲

1. IgA 肾病在原发性肾小球肾炎中约占多少比例？

2. IgA 肾病应如何与出血性膀胱炎、感染后肾小球肾炎鉴别诊断？

3. IgA 肾病的临床表现多样，这是什么原因导致的？

（杨诗聪）

【参考答案】

1. 根据人种的不同，IgA 肾病发病率稍有差异。在亚洲，如中国、日本及韩国等国家，在肾活检标本中，IgA 肾病约占原发性肾小球肾炎的 50%；在欧洲及大洋洲，其占原发性肾小球肾炎的 20%～30%。

2. 出血性膀胱炎：非肾源性红细胞尿，往往伴有尿道刺激征等临床症状。感染后肾小球肾炎：在发病前 1～4 周有前驱感染病史，如上呼吸道或皮肤感染，儿童多见。实验室检查可有抗链球菌溶血素 O（ASO）抗体滴度增加、白细胞增高或补体下降等表现。光镜下主要表现为系膜及内皮细胞增生，伴有上皮侧孤立性嗜复红物沉积；电镜下表现为驼峰样电子致密物沉积。

3. IgA 肾病的镜下表现多样且程度不一，可仅表现为不同程度的系膜增生，部分患者可能存在新月体或膜增生性病变，不同的病理改变导致患者的临床表现不一。若患者仅存在轻度系膜增生，临床可仅表现为血尿或少量蛋白尿；若镜下可见新月体形成，患者可能会出现急性肾功能不全。

（杨诗聪）

病例 23

一、病历摘要

患者男性，54 岁。

主诉：左足肿物 7 年余。

现病史：患者 7 年前出现双足、双踝疼痛肿胀且日渐加重，影响行走，无明显皮肤破溃，无发热，无咳嗽。予降尿酸治疗后症状缓解。后发现左踇跖趾关节处约黄豆大小肿块，无红肿疼痛，无特殊不适。该肿物逐渐增大至今，现约鸡蛋大小。为求手术治疗来我院。

体格检查：体温 36.5 ℃，脉搏 75 次/分，呼吸 20 次/分，血压 125/84 mmHg。左足第 1 跖骨头内侧触诊可及一大小为 5 cm × 4 cm 结节，活动度差。余体格检查未见特殊。

实验室检查：

（血）基础代谢生化：尿酸（UA）578 μmol/L↑（正常范围 200～430 μmol/L）。

辅助检查：

数字 X 线摄影（DR）：左足第 1 跖骨头内侧缘骨皮质呈不规则骨质破坏，边缘骨质未见硬化，第 1 跖骨头内侧缘可见结节状致密影，周围软组织明显肿胀，并可见多发不规则致密影；第 1 近节趾骨底见囊状透亮影；余左足各骨形态、骨密度未见异常，骨质结构完整，未见骨质破坏及增生。各关节间隙及关节面未见异常。周围软组织影未见异常。

超声检查：跖趾关节旁可见大量强回声灶，后方回声衰减，边缘模糊；周围软组织回声增高，血流较丰富；局部骨皮质连续性欠佳。

患者入院完善术前检查后进行手术治疗。

二、病理活检

术后大体标本见图 3 - 73，镜下所见见图 3 - 74。

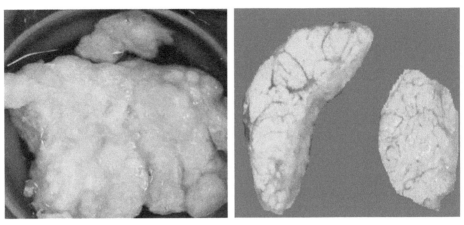

图3-73　手术切除肿物大体

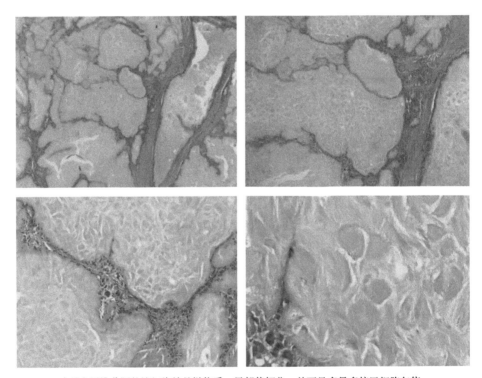

大量由纤维分隔的淡红染结晶样物质，局部伴钙化，并可见多量多核巨细胞包绕。

图3-74　手术切除肿物镜下

三、讨论提纲

1. 请结合临床病史、大体及镜下所见做出诊断。
2. 该疾病最常累及的部位是哪里？
3. 该疾病的病理鉴别诊断有哪些？

（汪跃锋）

【参考答案】

1. 诊断：（左足）痛风石。

2. 痛风最常累及的部位是手、足小关节（半数病例初次发作时累及大趾的第 1 跖趾关节），其次为足背、踝、足跟、膝和腕部。

3. 鉴别诊断：假痛风、类风湿性皮下结节、结核性肉芽肿、肿瘤样钙盐沉着症。

（汪跃锋）

病例 24

一、病历摘要

患者男性，76 岁，工人。

主诉：头晕伴四肢乏力 1 周。

现病史：患者 1 周前无明显诱因出现头痛，以顶枕部钝痛为主，偶伴有头晕，有天旋地转感及走路不稳，有呕吐胃内容物 2 次，无胸闷、气促，无四肢抽搐、麻木及活动感觉障碍，无视力、听力下降。于当地医院行头部 MRI 示左侧小脑半球占位。现为进一步诊治入我院。患者起病以来，精神、睡眠尚可，胃纳可，大小便正常。体重无明显变化。

既往史：平素身体健康状况良好，患有高血压。余无特殊。

个人史：吸烟（约 20 支/天），不饮酒。余无特殊。

体格检查：体温 36.8 ℃，脉搏 70 次/分，呼吸 16 次/分，血压 120/70 mmHg。发育正常，营养中等，神志清楚，精神可，自主体位，查体合作。余无特殊。脑膜刺激征阴性。

辅助检查：胸部 CT 示左肺上叶占位，大小约 4 cm × 4 cm，伴纵隔多发淋巴结肿大。

诊疗经过：患者入院后完善相关检查，择期手术，于全麻下行"左侧小脑半球占位切除术 + 硬膜修补术 + 后颅窝减压术"，术后予以激素、脱水、抗感染及补液支持等治疗。

二、病理活检

小脑病变术后标本镜下所见见图 3 - 75。肺部肿物穿刺标本镜下所见见图 3 - 76。

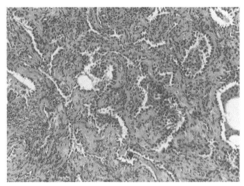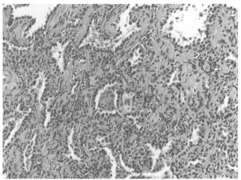

图 3 - 75　左侧小脑肿物标本镜下

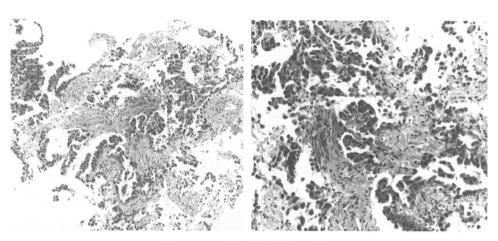

图3－76　肺部肿物穿刺标本镜下

小脑肿物免疫组化检查：肿瘤细胞 CK7 （＋），TTF-1 （＋），NapsinA （＋）。

三、讨论提纲

1. 本例主要病症是什么？诊断依据是什么？
2. 本例主要病变之间的因果关系是怎样的？
3. 试用本例的病理改变解释其临床表现。

（黎绮铭）

【参考答案】

1. 主要病症：（左）肺腺癌并小脑转移。

诊断依据：患者长期吸烟，胸部 CT 示肺部占位及小脑占位；肺部穿刺病理形态与小脑肿物形态相似，结合小脑肿物的免疫组化结果（CK7、TTF-1、Napsin A 为诊断肺腺癌的联合标记，TTF-1 为肺及甲状腺组织来源标记），病变符合肺腺癌并小脑转移。

2. 主要病变间的因果关系：患者先有肺腺癌，晚期病例常经血道转移至肾、骨、脑，而本例转移器官为小脑。

3. 用病理改变解释临床表现：患者先有肺腺癌，因肺部症状不明显或可能症状轻微未得到及时诊治，肿瘤转移至小脑后引起相应的临床症状；小脑占位可致颅内压升高引起头痛、头晕、呕吐；小脑功能受影响可出现走路不稳。

（黎绮铭）

病例 25

一、病历摘要

患者男性，45 岁，工人。

主诉：发现肝占位 2 月余。

现病史：患者 2 月前体检 CT 检查发现肝多发占位，考虑肝癌可能。后就诊于广东省某医院，行 TACE 治疗（表柔比星 50 mg + 洛铂 20 mg），复查普美显磁共振示肝内多发占位，考虑多发性肝癌。自起病以来，患者无腹痛、反酸、嗳气、腹泻、黄疸、牙龈出血，无发热、头痛、消瘦、口干、烦渴，无胸闷、心悸、气促、咳嗽、咳痰，精神、睡眠、胃纳可，二便正常，体重 2 个月内减轻 5 kg。现为行进一步诊治转入我院。

既往史：自诉乙肝病史 33 年。余无特殊。

个人史及家族史：无特殊。

体格检查：体温 36.5 ℃，脉搏 80 次/分，呼吸 20 次/分，血压 131/80 mmHg。余体格检查无特殊。

专科情况：全身皮肤无黄染，无蜘蛛痣，无肝掌。肝脏肋下未触及，无叩击痛，胆囊未触及，墨菲（Murphy）征阴性。

实验室检查：

肝代谢组合、肝酶学组合、基础代谢生化组合：见表 3 - 12。

表 3 - 12　肝代谢组合、肝酶学组合、基础代谢生化组合检查

项目名称	结果	单位	参考值
总蛋白（TP）	68.5	g/L	64.0～87.0
总胆红素（TBIL）	21.1	μmol/L	3.0～22.0
直接胆红素（DBIL）	3.7	μmol/L	0.5～7.0
间接胆红素（IBIL）	17.4	μmol/L	3.0～15.0
丙氨酸氨基转移酶（ALT）	32	U/L	1～40
天冬氨酸氨基转移酶（AST）	30	U/L	1～37
γ - 谷氨酰转肽酶（GGT）	69 ↑	U/L	2～50
乳酸脱氢酶（LDH）	171	U/L	114～240
碱性磷酸酶（ALP）	58	U/L	0～110
胆碱酯酶（ChE）	3 900 ↓	U/L	5 300～12 900

续表 3 – 12

项目名称	结果	单位	参考值
亮氨酸氨基肽酶（LAP）	59	U/L	30～70
谷氨酸脱氢酶（GLDH）	3.3↑	U/L	0.1～7.5

乙肝两对半检查：见表 3 – 13。

表 3 – 13　乙肝两对半检查

项目名称	结果	单位
乙肝表面抗原（发光）HBsAg	0.01	IU/mL
乙肝表面抗体（发光）HBsAb	593.67	IU/L
乙肝 e 抗原（发光）HBeAg	0.39	S/CO
乙肝 e 抗体（发光）HBsAb↓	0.61	S/CO
乙肝核心抗体（发光）HBcAb↑	8.61	S/CO
乙肝表面抗原（发光）HBsAg	0.01	IU/mL

消化系统肿瘤Ⅰ：甲胎蛋白（AFP）20.02 μg/L↑（参考值 0.00～20.00 μg/L）。

培养组合（除血、骨髓以外的其他标本）：未发现致病菌/未检出耐碳青霉烯肠杆菌（CRE）。

出凝血常规：纤维蛋白原（FIB）4.87 g/L↑（参考值 1.80～3.50 g/L）。

辅助检查：

心脏超声：主动脉增宽，彩色多普勒未见明显异常，左心室收缩及舒张功能正常。

腹部 CT：肝脏体积缩小，表面高低不平，各叶比例失调，肝门、肝裂增宽，肝实质密度不均。肝 S2 段可见一类圆形低密度影，大小约 29 mm×27 mm，CT 值约 50 HU，动脉期明显均匀强化，门脉期强化减低；另于肝 S1、S5、S6、S7、S8 段可见多发小结节状略低密度影，部分病灶内见结节高密度影（考虑碘油沉积），较大者位于 S1 段，增强扫描动脉期明显强化，延迟期强化减低；肝 S2 段可见一小结节状无强化低密度影。肝静脉及门静脉未见充盈缺损影。肝内、外胆管无扩张。食管下段、胃底、脾门周围静脉迂曲成结节状、团块状。脾脏体积增大，外缘长约 9 个肋单元，脾实质未见异常。肝、脾周围未见积液。胆囊大小、形态正常，壁无增厚，其内可见一结节状致密影。

PET-CT：肝脏体积缩小，表面高低不平，各叶比例失调，肝门、肝裂增宽；肝实质密度不均，肝 S2 可见一类圆形低密度影，大小约 2.9 cm×2.7 cm，氟代脱氧葡萄糖（FDG）摄取轻度增高，SUVmax 为 4.0；另于肝 S1、S5、S6、S7、S8 可见多发小结节状略低密度影，部分病灶内见结节高密度影（考虑碘油沉积），较大者位于 S1，FDG 摄取增高，SUVmax 为 3.9；肝 S2 可见一小结节状低密度影，未见 FDG 异常浓聚。

患者入院后完善相关检查，择期手术，于全麻下行同种异体肝移植术。

二、病理活检

术后大体标本为肝及胆囊组织。肝组织大小为 21 cm×12 cm×5 cm，胆囊大小为 6 cm×3 cm×2 cm。肝组织局部临床已切开（图 3 - 77），切面处见一直径约 2 cm 灰白灰黄结节，紧邻肝被膜（红色箭头所示）；周围肝组织呈门脉性肝硬化改变。其镜下所见见图 3 - 78。

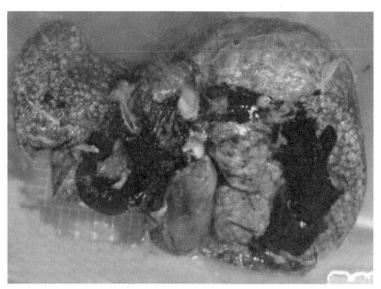

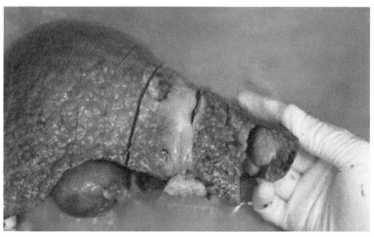

图 3 - 77　手术切除肝脏大体

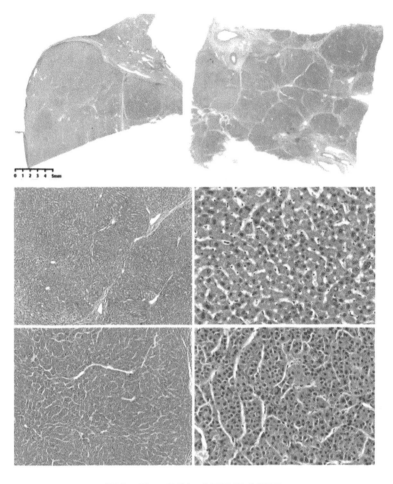

图 3 –78　手术切除肝脏标本镜下

三、讨论题纲

1. 本例主要诊断是什么？诊断依据是什么？
2. 试描述本例 HE 染色镜下所见组织学形态特征及常用的免疫组化指标。
3. 本例的鉴别诊断有哪些？

（徐诚）

【参考答案】

1. 主要诊断：原发性肝细胞癌并门脉性肝硬化。

临床诊断依据：

（1）患者有乙型肝炎病史33年。

（2）相关检查：①实验室检查示甲胎蛋白（AFP）升高。②CT及PET-CT检查提示肝实质内多发病变；食管下段、胃底、脾门周围静脉迂曲成结节状、团块状；脾脏体积增大，外缘长约9个肋单元。③病理改变：肉眼观肝组织内有灰白灰黄结节，周围肝组织见大小分布较一致结节。镜下肝组织可见结节状结构，结节内细胞板增厚，细胞具异型性，呈高分化肝细胞癌；周围肝组织呈肝硬化改变。

2. HE染色镜下所见组织学形态特征：送检肝组织镜下可见结节状结构，其内未见正常肝小叶结构；结节内细胞排列呈梁索状结构，细胞板增厚；梁索间为血窦，常毛细血管化；细胞核浆比高，具异型性，可见核分裂象。周围肝组织呈门脉性肝硬化改变，其内肝细胞板为单层，肝细胞核浆比无明显升高。

常用的免疫组化指标：HepPar-1（约83.7%阳性）、Arg-1（阳性率超过90%，其敏感性高于AFP及HepPar-1）、AFP、p-CEA、CD10、CK7、CK19、Glypican-3、HSP70、CD34及GS（glutamine synthetase，GS）。其中，Glypican-3、HSP70及GS可用于恶性肿瘤与良性肿瘤/肝硬化的鉴别，在恶性肿瘤细胞中常呈阳性表达；在肝细胞癌中，癌组织血窦常毛细血管化，表达CD34，且密度增加，表现为"HCC微血管密度"。

特殊染色：网状纤维染色可识别增厚的肿瘤性增生的细胞板。增厚的肿瘤性增生的细胞板，癌组织血窦常毛细血管化，以及细胞表达Glypican-3、HSP70、GS是诊断肝细胞癌重要组合指标。

3. 鉴别诊断：需要与肝硬化、肝细胞腺瘤、肝内胆管细胞癌等相鉴别。

（徐诚）

病例 26

一、病历摘要

患者男性，65 岁，退休职工。

主诉：血便 3 月余。

现病史：患者自诉 3 月前无明显诱因出现便后出血，每天 2～3 次，鲜红色，偶有黏液，无脓血，伴下腹隐痛不适，肛门坠胀感，里急后重。为进一步治疗到我院就诊。CT 提示"直肠肿物"。门诊拟以"直肠癌"收入我科。患者精神、食欲、睡眠尚可，小便正常，体重无明显减轻。

既往史：无特殊。

体格检查：体温 36.8 ℃，脉搏 76 次/分，呼吸 23 次/分，血压 123/86 mmHg，余体格检查无特殊。

直肠指检：患者采取左侧卧位。视诊无瘢痕、瘘管口、肛裂、外痔、直肠脱垂、溃疡、包块。触诊括约肌紧张度正常，无狭窄，黏膜光滑，无触痛，肛门直肠未触及肿块。

实验室检查：见表 3-14。

表 3-14　实验室检查

项目名称	结果	单位	参考值
甲胎蛋白（AFP）	6.29	μg/L	0.00～20.00
癌胚抗原（CEA）	7.20↑	μg/L	0.00～5.00
CA125	4.80	U/mL	0.00～35.00
鳞癌抗原（SCC）	1.50	μg/L	0.00～1.50
CA19-9	7.00	U/mL	0.00～35.00
异常凝血酶原（PIVKA-Ⅱ）	29.79	mAU/mL	0.00～40.00

辅助检查：

肠镜：肠道清洁度较差，影响观察，循腔进镜顺利抵达回盲部。横结肠可见一直径约 5 mm 宽基息肉，予钳除送检。直肠距离肛缘 10～15 cm 可见环 1/2 周生长肿物（图 3-79），中央溃烂，周边黏膜结节状隆起，予活检。余结肠黏膜未见异常。直肠肿物活检镜下所见见图 3-80。

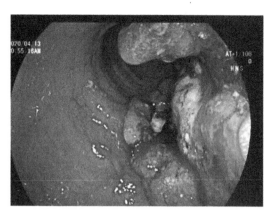

图 3－79　直肠肿物肠镜检查

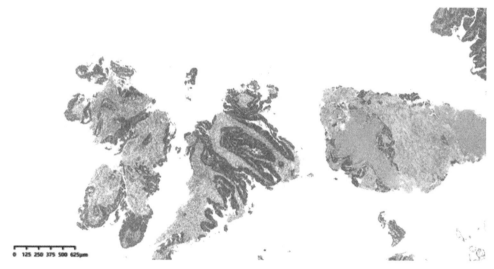

图 3－80　直肠肿物病理活检镜下

CT：直肠中段呈不规则环形增厚，厚约 9 mm，长度约 56 mm，以左侧壁为著，局部肠腔变窄，与前列腺界限清楚，增强扫描病灶呈不均匀性明显强化。直肠周围脂肪间隙稍模糊、增高，直肠周围、骶前可见多个大小不等的小淋巴结。腹股沟及髂血管旁均未见明确增大的淋巴结。

患者入院完善术前检查后行腹腔镜直肠肿物切除术。

二、病理活检

术后大体标本为肠管组织一段，长为 8.5 cm，直径为 1.5～2.0 cm，距一端 1.6 cm 处可见一个大小为 3.5 cm×3.0 cm 溃疡型肿物，表面附白苔，切面灰白、质较硬。见图 3－81。

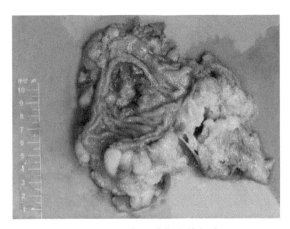

图 3 –81　直肠肿物大体标本

三、讨论提纲

1. 本例主要诊断是什么？诊断依据是什么？

2. 请列举 2 种需要考虑的鉴别诊断。简单论述其支持点与不支持点。

3. 根据图 3 –80 直肠肿物病理活检镜下所见，说明其组织学类型。根据图 3 –81 大体标本，说明该肿瘤的大体类型。

（尉慧婷）

【参考答案】

1. 主要诊断：直肠癌。

诊断依据：①老年男性（结直肠癌好发人群）。②实验室检查：癌胚抗原（CEA）（腺癌标记物）升高。③肠镜：直肠距离肛缘10～15 cm可见环1/2周生长肿物，中央溃烂，周边黏膜结节状隆起。④ CT平扫显示直肠中段占位并局部肠腔变窄，考虑肿瘤侵犯肠周脂肪间隙。⑤肠镜病理活检可见呈浸润生长的肿瘤性腺体。

2. 鉴别诊断：

（1）直肠其他类型肿瘤如淋巴瘤、直肠神经内分泌肿瘤等。支持点：下腹隐痛不适，直肠占位及肿物侵犯肠周脂肪间隙。不支持点：肠镜病理活检示为浸润性生长的腺癌，缺乏神经内分泌肿瘤及淋巴瘤的组织形态特点。

（2）直肠黏膜脱垂。支持点：下腹隐痛不适，肠镜及影像学检查可见占位性病变。不支持点：影像学检查提示肿物有侵袭性（侵犯肠周脂肪间隙），肠镜活检可见肿瘤性腺体。

此外，还需要与直肠痔疮、肠道炎症性病变等相鉴别，鉴别诊断需要结合肠镜活检的病理诊断及相应影像学检查、检验学结果等综合考虑。

3. 组织学类型：（直）肠腺癌，中分化。大体类型：直肠癌，溃疡型。

（尉慧婷）

病例 27

一、病历摘要

患者男性，24 岁。

主诉：发现直肠肿物 3 周余。

现病史：患者约 3 周前如厕时触及直肠处有一带蒂肿物，质软，无压痛；近期大便次数、性状无明显改变，每日 1～2 次，无脓血便，无里急后重，无恶心、呕吐，无腹痛腹泻。就诊于广州某医院，行结肠镜检查，提示距肛门约 3 cm 处见不规则菜花状隆起，占据 1/3 腔，表面糜烂、出血，边界不清，组织质脆，考虑为直肠肿瘤。现患者为求进一步治疗来我院就诊。起病以来，患者精神、食欲可，睡眠如常，大便同前所述，小便无异常，近期体重无明显改变。

既往史："内痔" 多年，未行特殊处理。余无特殊。

个人史、家族史：无特殊。

体格检查：体温 36.5 ℃，脉搏 75 次/分，呼吸 20 次/分，血压 116/52 mmHg，身高 172 cm，体重 49 kg，体重指数（BMI）17 kg/m^2。余无特殊。

专科情况：腹部检查无特殊。

直肠指检：可触及肿块，位于截石位 7—8 点钟方向，距肛缘约 3 cm，大小约 2 cm×2 cm，质软，触之不痛，活动性较差，指套取出后未见血染。余检查未见特殊。

患者入院后进一步完善肠镜、盆腔 MRI、胸腹盆 CT 等相关检查，拟定手术方案。

实验室检查：肿瘤标记物、出凝血及感染指标均未见异常。

辅助检查：

腹部 CT：直肠管壁见不规则增厚，管腔狭窄，累及长度约 3.5 cm，增强扫描见不规则强化。余肛周未见异常病变。膀胱、精囊腺及前列腺结构形态及信号未见异常。提示：直肠肿物并肠壁水肿，不排除直肠癌可能，请结合临床。

盆腔 MRI：直肠肠壁增厚，内见一不规则形肿物，大小约 25 mm×23 mm，增强扫描见明显强化，肠周脂肪间隙尚清晰。未见明确肿大淋巴结。提示：直肠肠壁增厚，性质待定，建议结合直肠镜检查。

二、肠镜检查及病理活检

第一次：肠道清洁度欠佳，循腔进镜顺利抵达回肠末段。直肠距肛门约 3 cm 处见一菜花样肿物，占肠腔 2/5 周，表面糜烂，边界不清（图 3 - 82），质脆易出血，予多点取活检行病理检查。余所见未见异常。

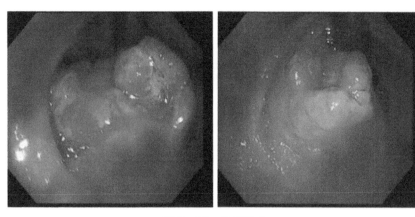

图3-82 肠镜检查

第二次：肠道准备极差，直肠距肛门约3 cm处见一菜花样肿物，占肠腔2/5周，表面糜烂，边界不清，质脆易出血，予多点取活检行病理检查。肠镜病理活检镜下所见见图3-83。

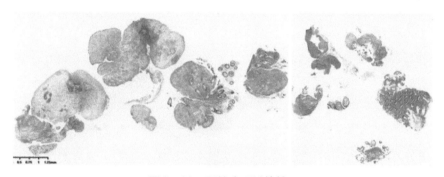

图3-83 肠镜病理活检镜下

三、讨论提纲

1. 如果你是临床医生，结合影像学检查、肠镜检查、病理活检，后续处理方案是什么？

2. 患者经综合评估后行内镜黏膜下剥离术（ESD）：用VDK刀逐步剥离并完整切除病变，病变大小8.0 cm×6.0 cm。用钛夹夹闭创面肌层损伤处。手术切除标本镜下所见见图3-84，请说明你的诊断。

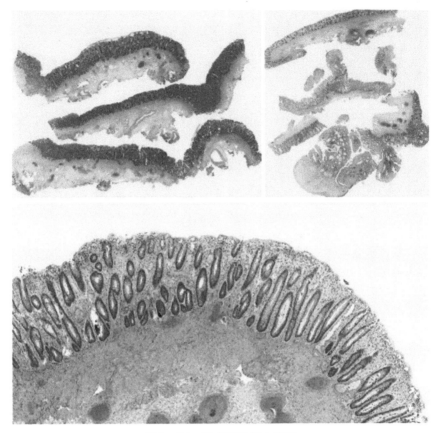

图3-84　手术切除标本镜下

3. 本例与病例26有何不同？病理活检结果在临床医生决定治疗方案中有何价值？

（王冉）

【参考答案】

1. 结合影像学检查、肠镜检查、病理活检，后续处理方案：影像学检查（CT与MRI）结果、肠镜所见（直肠距肛门约3 cm处见一菜花样肿物，占肠腔2/5周，表面糜烂，边界不清）均提示为直肠肿物，未除外直肠癌可能。两次病理活检可见（直）肠黏膜糜烂局灶伴肉芽组织形成，部分上皮呈修复性改变，未见明确肿瘤。病理检查结果未见明确肿瘤及恶性特征，因肿瘤体积较大，不除外内镜活检组织为肿瘤周边组织可能，故可再次行肠镜检查并取活检以明确病变性质；或可综合评估，若患者无禁忌证，可行内镜黏膜下剥离术（ESD）。

2. 患者后续行内镜黏膜下剥离术（ESD），手术切除标本镜下见：肠黏膜组织，部分黏膜表面上皮萎缩、脱落，可见糜烂及肉芽组织形成；黏膜上皮隐窝延长、增生并分支，局部隐窝缺失，密度不均，伴间质纤维组织增生，呈缺血性改变；黏膜肌增生；黏膜层及黏膜下可见多量不规则扩张的血管。形态符合黏膜脱垂伴毒性/缺血性黏膜损伤改变，未见肿瘤。

3. 本例与病例26的不同点：本例距肛缘3 cm，直肠指检可触及肿物。病例26为距肛缘10 cm肿物，直肠指检未触及肿物。故不是所有直肠肿物均可通过直肠指检触及，一般可触及距肛缘7～10 cm肿物。本例患者影像学检查、肠镜检查均提示为肿物，但未能明确病变性质，两次病理活检诊断均未见肿瘤，故需要临床医生综合评估，可继续肠镜活检明确病变，或者行肿物切除（此例行ESD手术）全面观察病变性质。病例26影像学检查、肠镜检查及病理活检结果均提示恶性，经综合评估，行直肠癌根治术。

病理活检结果在临床医生决定治疗方案中的价值：病理是疾病诊断的"金标准"，在本病例得到很好的验证。但是对于活检标本，病理诊断可能会受取材限制，未必能反映病变的全貌，此时，临床医生需要结合影像学与其他检查以及临床经验决定后续方案，如怀疑肿瘤，则需要广泛多点取材，必要时多次取材，更有利于病变的病理确诊。

（王舟）

病例 28

一、病历摘要

患者女性，62 岁。

主诉：右乳肿物 2 年余，明显增大 2 个月。

现病史：患者 2 年前发现右乳肿物，长径为 0.5 cm，质中，无明显压痛、皮肤溃疡、红肿等不适，未予重视，未行特殊治疗。近 2 个月来，肿物较前明显增大，长径约 3.5 cm，质硬，伴有乳头凹陷。遂至我院行乳腺 B 超检查，结果提示：右侧乳腺肿物；双侧乳腺囊性增生；双侧腋窝未见异常肿大淋巴结。现患者为求进一步诊治入住我科。起病以来，患者精神、胃纳、睡眠一般，大小便如常，近期体重无明显改变。

既往史：平素身体健康状况一般，患有高血压，口服"硝苯地平"控制血压，血压控制于 120/80 mmHg 左右。余无特殊。

个人史：无特殊。

体格检查：体温 36.4 ℃，脉搏 60 次/分，呼吸 20 次/分，血压 125/69 mmHg。余体格检查无特殊。

专科情况：双乳发育正常，外形对称，右侧乳腺见乳头凹陷，未见酒窝征、橘皮征。右侧乳腺 3—4 点钟方向可触及一长径约 3.5 cm 肿物，质硬，无压痛，边界欠清，双侧腋窝未及明显淋巴结肿大。

辅助检查：

乳腺 B 超：双侧乳腺组织回声粗杂，乳管未见扩张，左侧乳腺未见局灶性病变。血流正常。右侧乳腺病变：位于内下象限，单个，大小为 3.2 cm×1.7 cm，低回声，形态不规则，蟹足样生长，边界不清，其内伴钙化，血流稀少（图 3－85），提示：右侧乳腺恶性肿瘤并右腋窝淋巴结转移（BI-RADS 5 类）。左侧乳腺超声检查未见异常。左侧腋窝未见异常肿大淋巴结。

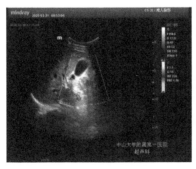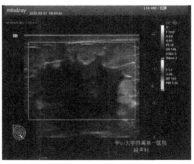

图 3－85　乳腺 B 超检查

患者行穿刺活检，后入院完善术前检查，行乳腺癌根治术。

二、病理活检

穿刺活检标本镜下所见见图3-86。手术标本大体所见见图3-87，镜下所见见图3-88。

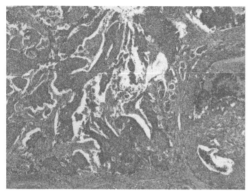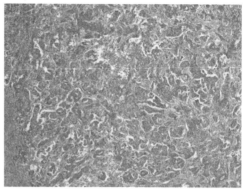

图3-86　送检标本镜下

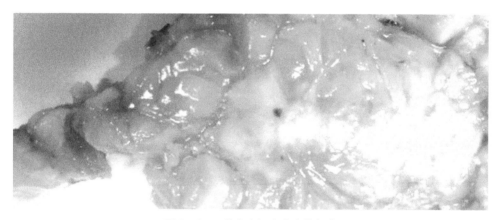

图3-87　乳腺癌根治术大体标本

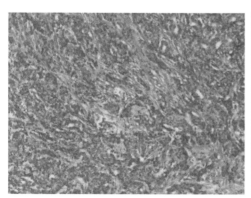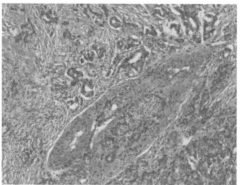

图3-88　乳腺癌根治术标本镜下

三、讨论提纲

1. 如你是该患者主诊医生，下一步会如何操作？
2. 根据图 3 - 86，说明你的诊断。
3. 简述手术标本主要镜下表现与大体表现之间的联系。
4. 后续进行相应辅助治疗时，需要提供哪些病理信息？

（戴晓芹）

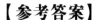

【参考答案】

1. 需要明确乳腺肿物性质：可优选超声引导下肿物及右侧腋窝淋巴结穿刺，待病理明确肿物性质后，决定后续治疗方案；亦可将肿物送术中快速冰冻检查，但是术中冰冻并不能对所有肿瘤进行明确诊断，有些病例诊断需要借助于免疫组化，因此有一定局限性。

2. 镜下肿物主要呈浸润性生长，并可见导管原位癌，为乳腺浸润性癌。

3. 主要镜下表现与大体表现间的联系：大体可见灰白色质硬肿物，形态不规则，边界不清，呈蟹足样生长，为乳腺癌浸润性生长的表现；该肿物靠近乳头乳晕区（距乳头 1.8 cm），当肿瘤组织侵犯乳管，可导致乳管缩短，牵拉乳头，致乳头凹陷；肿瘤细胞呈条索状浸润性生长，边界不清，对应于大体标本的蟹足样生长。

［注：本例未见明确酒窝征（肿瘤组织侵犯 Cooper 韧带）及橘皮征（肿瘤组织侵犯淋巴管，淋巴管阻塞，回流障碍）。］

4. 后续进行相应辅助治疗，需要的病理信息：乳腺癌的类型及分级（见附表1）、浸润癌的大小、有无脉管及神经束侵犯、淋巴结有无转移及必需的免疫组化结果以进行分子分型。用基因表达谱代表性分子进行免疫组织化学检测是临床常用的分子分型替代方法，为乳腺癌辅助全身治疗提供重要依据。主要行 ER、PR、HER2、Ki‑67 等 4 个指标的免疫组化，将浸润性乳腺癌分为腔面 A 型（Luminal A）、腔面 B 型（Luminal B）、HER2 阳性型（HER2‑enriched）和三阴性 4 个亚型（见附表2）。

附表 1 Nottingham 组织学分级半定量评分表

特征	评分
最终分级	
腺管形成的比例	将 3 项分值相加
占优 （>75%）	1
G1：3～5 分	
中等 （10%～75%）	2
G2：6 分或 7 分	
少或无 （<10%）	3
G3：8 分或 9 分	
细胞核多形性	
小且规则一致	1
中等大小、可略多形	2
大而多形	3
核分裂象计数	
根据显微镜视野大小评分	1～3

附表 2　乳腺癌分子分型的免疫组织化学定义

免疫组织化学 4 分子亚型	定义（界值）	注释
腔面 A 型 （Luminal A 型）	雌激素受体（ER）/孕激素受体（PR）阳性 PR 高表达 HER2 阴性 Ki-67 阳性指数低	Ki-67 阳性指数的判定值在不同病理实验中心可能不同，可采用 20%～30% 作为判断 Ki-67 阳性指数高低的界值；同时，以 20% 作为 PR 表达高低的判定界值
腔面 B 型 （Luminal B 型） 　HER2 阴性 　HER2 阳性	ER/PR 阳性 HER2 阴性 Ki-67 阳性指数高/PR 低表达或阴性 ER/PR 阳性 HER2 阳性（蛋白过表达或基因扩增） 任何状态的 Ki-67	不满足上述 Luminal A 型条件的 Luminal 肿瘤均归为 Luminal B 型
HER2 阳性	HER2 阳性（蛋白过表达或基因扩增） ER 和 PR 阴性	
三阴性	ER 和 PR 阴性 HER2 阴性	乳腺三阴性癌与基底样癌的重合度约为 80% 乳腺三阴性癌还包括一些特殊组织学类型，如腺样囊性癌、低级别腺鳞癌等

资料来源：柳剑英，杨文涛，步宏．免疫组织化学在乳腺病理中的应用共识（2022 版）〔J〕．中华病理学杂志，2022，51（9）。

本例完整病理诊断：

（右）乳腺浸润性导管癌，3 级（腺管形成 3 分，核级 2 分，核分裂象 3 分，总分 8 分），伴导管原位癌（约占 5%，中核级，无粉刺样坏死，无钙化）。浸润癌最大径约 2.3 cm，可见神经侵犯及脉管内癌栓，周围乳腺可见纤维囊性乳腺病改变。乳头、皮肤、四周及基底切缘均未见癌。腋窝淋巴结转移癌（4/10）。

免疫组化结果：浸润癌 ER 约 95% 强（+），PR 约 70% 中等（+），AR 约 95% 强（+），HER2（3+），E-cadherin（+），P53 约 5% 强弱不等（+），Ki-67 约 30%（+）。

（戴晓芹）

病例 29

一、病历摘要

患者女性，38 岁。

主诉：发现宫颈病 6 月余。

现病史：患者在我院体检行高危 HPV 检查，结果阳性；并行 TCT 细胞学检查（图 3 - 89 至图 3 - 94）。患者无同房出血，无阴道排液，无腹胀、腹痛，无尿频、尿急，无畏寒、发热。行阴道镜示鳞柱交界不可见，转化区 3 型，并取病理活检（图 3 - 95）。拟"宫颈鳞状上皮内病变"收入院。

既往史：既往有过敏性哮喘。余无特殊。

个人史、婚育史、家族史：无特殊。

体格检查：体温 36.3 ℃，脉搏 83 次/分，呼吸 20 次/分，血压 130/107 mmHg。余体格检查无特殊。

专科检查：无特殊。

辅助检查：

经阴道 + 经腹部彩超：子宫长径 40 mm，前后径 30 mm，横径 42 mm，生育年龄大小。子宫内膜厚径 3 mm。肌层回声欠均。宫颈长径 28 mm，厚径 23 mm，宽径 23 mm。宫颈管结构存在。双侧卵巢可显示，双侧附件区未见明显异常肿块。盆腔彩超未见明显异常血流信号，盆腔未见明显占位性病变。

二、病理活检

细胞学检查镜下形态见图 3 - 89 至图 3 - 94。

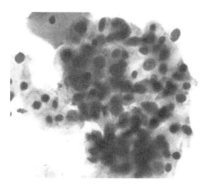

图 3 - 89　细胞片状或合胞体样排列

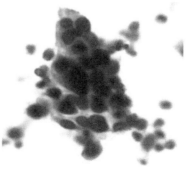

图 3 - 90　细胞深染拥挤，呈团块状

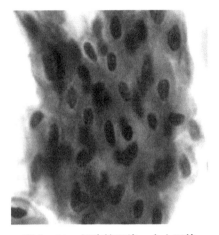

图3-91　细胞核深染、大小不等

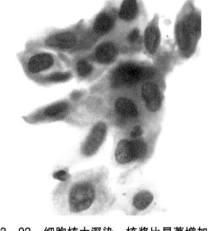

图3-92　细胞核大深染、核浆比显著增加

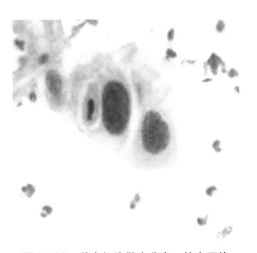

图3-93　单个细胞散在分布，核大深染

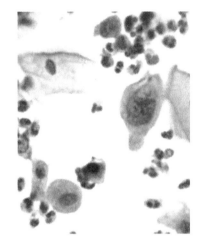

图3-94　单个细胞散在分布，核大深染

组织学检查镜下形态见图3-95。

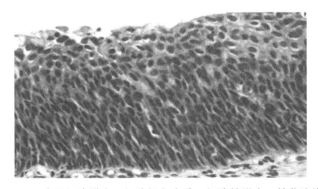

图3-95　全层细胞增生，细胞极向紊乱，细胞核增大，核浆比增高

三、讨论提纲

1. 本例最终病理诊断是什么？
2. 鳞状上皮内病变（SIL）的细胞学和组织学分类是什么？
3. 本例的细胞学形态特点及诊断要点是什么？
4. 此病的主要病因是什么？如果不干预治疗，最终会有何进展？
5. 目前预防宫颈癌的主要方式是什么？
6. 筛查出此病后临床处理方式是什么？

（康继辉）

【参考答案】

1. 最终病理诊断：①细胞学诊断：高级别鳞状上皮内病变（HSIL）。②组织学诊断：宫颈高级别鳞状上皮内病变（CIN3），并累及腺体。

2. 鳞状上皮内病变（SIL）通常为细胞学诊断术语，组织学诊断术语通常为 CIN；2020 版 WHO 妇科肿瘤分类提出 SIL（包括 LSIL 及 HSIL）也可用于组织学诊断，HSIL 包括 CIN2 和 CIN3，LSIL 包括 CIN1 与宫颈湿疣。

3. HSIL 细胞形态特点及诊断要点：①细胞排列：单个细胞或合胞体样细胞群。②细胞大小：副基底细胞样小细胞。③细胞核增大（是中层细胞核的 2～4 倍）、核浆比显著增大，细胞核轮廓不规则，核深染、染色质聚集，一般核仁缺乏。④细胞质稀少，花边状/致密或浓稠化生样，偶尔"成熟"或稠密角质化（角化型 HSIL）。

4. 主要病因：HSIL 包括组织学中度和重度宫颈鳞状上皮内病变及原位鳞状细胞癌，大多数 HSIL 病例由高危型 HPV 引起，实际工作中 HSIL 的高危型 HPV 阳性率在 90% 以上。未经干预治疗的 HSIL 如为持续性高危型 HPV 阳性，进展至癌的风险将增加。HSIL/CIN3 的随访研究和观察显示，大多数浸润性鳞状细胞癌由 HSIL/CIN3 病变连续向浸润性鳞状细胞癌进展，而且既往细胞学检查为 HSIL。

5. 预防方式：目前，发达国家宫颈癌的发病率和死亡率都已有很大幅度下降，但宫颈癌仍然是世界范围内女性第四位常见的恶性肿瘤。根据 WHO 统计，约 80% 的宫颈癌病例发生在低收入和中等收入国家，在大多数发展中国家，宫颈癌是女性第二位常见的恶性肿瘤。目前，宫颈癌的主要预防措施为注射 HPV 疫苗（性生活前注射效果更佳），建立良好的卫生习惯及健康的性观念等。推荐宫颈细胞学检查联合 HPV 检查对宫颈癌进行筛查。

6. 临床医生对细胞学筛查出 HSIL 女性的处理方式包括阴道镜检查及宫颈活检、宫颈管搔刮，以发现高级别病变。后续治疗取决于活检病理结果：如果阴道镜活检结果为 CIN2 至 CIN3，则进行宫颈锥切/LEEP 刀切除；如果阴道镜活检为阴性或 CIN1，则行诊断性锥切/LEEP 刀切除，或间隔 6 个月后复查细胞学检查加阴道镜活检。在发达国家此方法已被证明对降低宫颈癌发病率非常有效。

［附］正常宫颈鳞状上皮形态

正常宫颈鳞状上皮形态见图 3 –96 至图 3 –99。

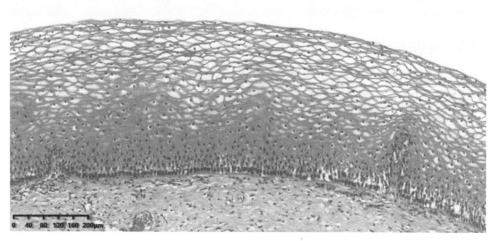

图 3 –96　正常宫颈复层鳞状上皮分 4 层：表层上皮层、中间层细胞、
副基底细胞及基底细胞（组织学）

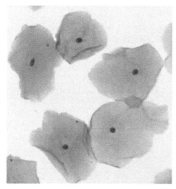 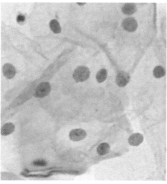 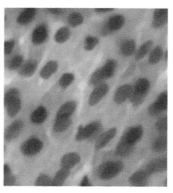

图 3 –97　最表层的成熟鳞状　　图 3 –98　中间层细胞　　图 3 –99　副基底细胞
上皮细胞

（康继辉）

病例 30

一、病历摘要

患者男性，44 岁，藏族，西藏林芝市农民。

主诉：反复右上腹胀痛半年，加重 5 天。

现病史：患者于半年前无明显诱因出现右上腹不适，疼痛呈钝痛，阵发性，放射至背部，无恶心、呕吐、发热、反酸、嗳气、腹胀、腰带束装感等其他不适，未予重视。5 天前上述症状加重，现患者为求进一步治疗来我院就诊。起病以来，神志清楚，精神尚可，食欲、大小便如常。

既往史：既往体健。

体格检查：体温 36.8 ℃，脉搏 82 次/分，呼吸 20 次/分，血压 125/82 mmHg。神志清楚，精神可，各生命体征平稳。心肺未闻及明显异常。腹微隆，上腹部及剑突下较饱满，局部轻压痛；肝脏未触及，脾未触及肿大；无移动性浊音；双肾区无叩击痛；肠鸣音正常。各生理反射存在，病理反射未引出。

辅助检查：

上腹部 CT：肝右叶 S8 段见一囊性低密度包块，边界清楚，大小约 8.0 cm×7.3 cm，其内密度欠均匀，可见小囊状更低密度影，CT 值 10～30 HU，增强扫描病灶未见强化。余肝实质未见异常密度影。肝内胆管未见扩张，肝门结构未见异常，增强扫描未见异常强化灶。胆囊折叠，囊壁增厚，渐渐肿大，其内未见明显异常密度影。（图 3－100，注：非对应本患者）

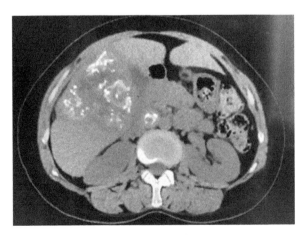

图 3－100　上腹部 CT

腹部 B 超：肝切面形态大小正常，肝实质回声均匀，管道结构显示清晰，肝右前叶上段见一囊实性包块，大小约 90 mm×59 mm，边界清，内可见条状高回声带及囊性无回声区。胆囊切面形态、大小正常，囊壁尚光滑，其内可见多个强回声团，较大者为 15 mm×9 mm，后方伴声影，可见位移。

实验室检查：

血常规：白细胞 9.32×10⁹/L，中性粒细胞绝对值 5.13×10⁹/L，中性粒细胞百分比 55.10%，单核细胞绝对值 0.65×10⁹/L，单核细胞百分比 7.00%，嗜酸性粒细胞绝对值 0.16×10⁹/L，嗜酸性粒细胞百分比 1.70%，嗜碱性粒细胞绝对值 0.06×10⁹/L，嗜碱性粒细胞百分比 0.60%，淋巴细胞绝对值 3.32×10⁹/L，淋巴细胞百分比 35.60%，红细胞 5.99×10¹²/L，血红蛋白浓度 189.00 g/L，红细胞压积 53.50%。

生化检查：ALT 103 U/L，AST 68 U/L，碱性磷酸酶（ALP）132 U/L，谷氨酰转肽酶 299.0 U/L，总胆汁酸 3.0 μmol/L，总蛋白 69.3 g/L，白蛋白 40.1 g/L，球蛋白 29.2 g/L，白球比 1.4，总胆红素 37.3 μmol/L，直接胆红素 15.0 μmol/L，间接胆红素 22.3 μmol/L，尿素 3.1 μmol/L，肌酐 70.0 μmol/L，尿酸 351 μmol/L，钾 3.3 mmol/L，钠 143 mmol/L，氯 107 mmol/L，磷 0.81 mmol/L，铁 24.43 μmol/L，镁 0.77 mmol/L，钙 2.34 mmol/L。

患者入院完善术前检查后行肝肿物切除术。

二、病理活检

术后大体标本见图 3 - 101。镜下见图 3 - 102。

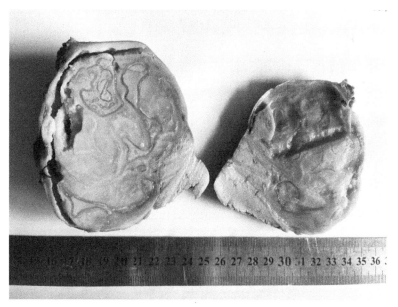

囊肿周边见少许肝组织。

图 3 -101　肝肿物大体标本

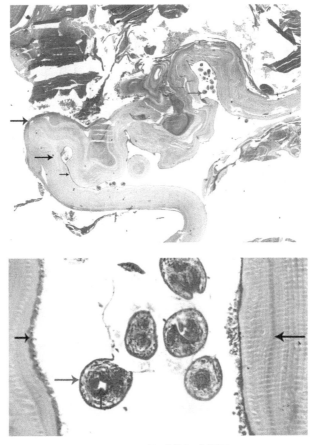

图3-102　肝肿物标本镜下

三、讨论提纲

1. 请描述本例大体标本的病变。

2. 请描述本例标本的镜下病理改变，并做出诊断。

3. 大体所见囊肿周边见少许肝组织，这些肝组织会发生何种病理变化？血常规是否正常？为何为发生此种变化？

[刘丽莎　万双（西藏自治区林芝市人民医院病理科）　王舟]

【参考答案】

1. 大体所见：肿物 1 个，周边残留少许肝组织；肿物呈囊实性，与肝组织分界清，大小为 10 cm×10 cm×8 cm，切面灰白灰黄，略呈胶冻状，并可见灰白色条带状物，肿物周边可见空的囊性结构（黑色缝线处）。

2. 镜下所见：组织内可见囊壁结构和原头蚴。囊壁呈现两种不同形态，即内层囊壁（内囊）和外层囊壁（外囊）。内囊又可分为内囊内层和内囊外层 2 层。内囊内层（生发层，又称胚层）相对于外层略红染，由 1～2 层圆形或立方细胞构成；囊内附着数量不等的原头蚴，可见明显的头节钩器、吸盘。内囊外层为淡嗜伊红的略呈板层状排列的纤维性结构，又称角皮层。外囊为宿主的免疫反应引起的纤维囊壁伴炎性细胞浸润。图 3-102 上图中深红色箭头所示为外囊，绿色箭头所示为原头蚴，黑色箭头所示为内囊，其中长黑色箭头所示为内囊外层（角皮层），短黑色箭头所示为内囊内层（生发层或胚层）。下图中黑色箭头所示为内囊，其中长黑色箭头所示为内囊外层（角皮层），短黑色箭头所示为内囊内层（生发层或胚层）；绿色箭头所示为原头蚴，其中长绿色箭头所示为原头蚴吸盘，短绿色箭头所示为原头蚴外展钩器。

3. 周围肝组织因囊肿的存在而发生压迫性萎缩改变，甚至肝细胞坏死。血常规中红细胞计数升高，血红蛋白含量明显升高，其原因在于患者生活于西藏自治区林芝市，为高海拔地区，空气中氧含量低，机体为了适应缺氧环境，导致红细胞生成增多，故红细胞计数增加，血红蛋白含量增高。

（注：肝包虫病是牧区较常见的人畜共患病，又称为肝棘球蚴病。其中，细粒棘球绦虫分布最广泛、危害最严重，对当地居民和大型牲畜的健康造成严重的威胁。流行病学调查中发现，我国棘球蚴病主要分布于畜牧业发达的青海、新疆、甘肃、宁夏、内蒙古、西藏等地区。其病因主要是寄生于终宿主狗、狼等食肉动物的犬绦虫的虫卵（对外界抵抗力较强）/孕节排出体外后，污染牧场、畜舍、蔬菜、土壤和饮水，被人或羊等其他中间宿主吞食后经胃入十二指肠，并经消化液的作用，六钩蚴脱壳而出钻入肠壁，随血循环进入门静脉系统，幼虫大部被阻于肝脏发育成包虫囊，从而引起肝脏病变，60% 以上的患者表现为肝脏孤立性囊性占位病变。）

[刘丽莎　万双（西藏自治区林芝市人民医院病理科）　王冉]

第四部分　病理学实习试题及参考答案
（英文版）

Chapter 2　Adaptation and injury of cells and tissues

1. A 5-year-old boy was hit by a bike 10 days ago and injured the left calf posterior muscle, the leg was swollen and painful. On day 6, the left thumb was stained black. On day 10, the black reached the back of the foot, and the boundary between the black foot and the normal tissue was not clear. Pathological examination: the left lower extremities were highly swollen, and the left foot was black. After the longitudinal incision, seen that the arteries and veins were blocked, there were kermesinus solid solids in the vein and adhesion to the wall of the pipe.

(1) What is the main pathological change?

(2) What is the most likely mechanism of this process?

2. A 50-year-old man has a blood pressure value of 160/110 mm Hg. If this person remains untreated for years,

(1) What is the most likely cellular alteration that will be seen in the myocardium?

(2) What are the mechanisms that cause such pathological changes?

3. A 45-year-old man died from encephalopathy. At autopsy, his liver was found to be enlarged, and the microscopic appearance stain reveals abnormal clear spaces in the cytoplasm of the hepatocytes.

(1) What is the main pathological change?

(2) What causes the disease?

Chapter 3　Repair of injury

4. A 42-year-old man, surgical treatment of acute suppurative appendicitis. On the third day after surgery, the patient's body temperature was 39 ℃ with constant incisional pain. When the dressing was changed, red swelling and exudation were found at the suture, seams were then opened and about 10 mL pus exuded.

(1) At what stage does the patient's wound heal?

(2) What tissue will be involved in the healing of the incision?

5. A 37-year-old woman had an open wound of the anterior lower leg caused by trauma, and necrosis of epithelial tissue to form an ulcer. On the third day, bright red granules were observed at the bottom of the ulcer.

(1) What is the main pathological change?

(2) What are the main functions of pathological change?

Chapter 4　Local blood circulation disorder

6. A young woman was admitted to the hospital for a traumatic splenic rupture. On the 9th day after the operation, tenderness and slight swelling were found in the gastrocnemius muscle of the right leg. Doctors considered thrombosis in the calf vein and asked the patient to suspend activity. On the evening of the 11th postoperative day, soon after the patient got up and went to the toilet, suddenly felt left chest pain and hemoptysis, and body temperature was not high. The chest pain was more severe the next day, and there were obvious pleural frictional sounds. X-ray examination showed that there was a small triangle shadow in the lower lobe of the left lung. The patient was hospitalized with a heart attack and was diagnosed with rheumatic heart disease and mitral stenosis.

(1) What were the possible factors that cause right shank vein thrombosis?

(2) What were the pathological changes and the mechanism of lung disease?

7. A 45-year-old man, six months ago on the construction site inadvertently foot back-stabbed by nails. 2 months ago, the left leg was painful and swollen, reaching the knee joint,

and relieved after treatment. Four days ago, the left lower limb was swelling, and aggravated pain, accompanied by chills, fever, cough, and expectoration. At about 12:00 noon on the second day of admission, the patient fell to the ground with a loud cry on the way from the toilet to the ward. When the doctor arrived, they saw the patient's limbs spasm, his face turned blue, and his pupils dilated, then he died at 2:50 in the afternoon.

(1) What is the lesion in the left femoral vein?

(2) What is the formation of pulmonary artery lesions? What's the cause of death?

8. A 25-year-old woman, 10 minutes after spontaneous rupture of the amniotic membrane, the patient experienced dyspnea and died because of the deterioration. The autopsy revealed obvious edema, and congestion in both lungs, and keratinocytes could be seen in the pulmonary vessels.

(1) What is the most likely diagnosis?

(2) What are the mechanisms leading to the death of the patient?

Chapter 5   Inflammation

9. A 19-year-old woman was evaluated as recurrent facial edema, especially around her lips. She also has recurrent bouts of intense abdominal pain and cramps, sometimes associated with vomiting. Laboratory examination finds decreased complement C4, and IgE is within normal limits. During acute inflammation, histamine-induced increased vascular permeability causes the formation of exudates.

(1) What is the type of cell most likely that causes this inflammation?

(2) How to distinguish transudate and exudate?

10. A 22-year-old man presents with acute, severe pain in the left lower abdomen, his blood pressure has been within normal limits. Laboratory examination of leukocytosis in blood, especially neutrophilic granulocytes. Microscopic observation of neutrophil infiltration in all layers of the appendix wall.

(1) What is the most likely diagnosis?

(2) What is the outcome of acute inflammation?

11. A 11-year-old boy presents with repeated diarrhea, abdominal pain, acute mucus, and blood stool for many days.

(1) What is the most likely diagnosis?

(2) What are the characteristics of the disease?

Chapter 6　Neoplasia

12. A 15-year-old girl presents with intermittent pain in the left thigh, followed by persistent pain with local swelling. X-ray diagnosis is the bone dissolution of the lower femur and pathological fracture. Pathological examination shows that most of the bone cortex and medullary cavity of the left lower femur are destroyed. Microscopic observation showed circle, spindle, and polygon tumor cells. The nucleus is large and deep stained, and mitosis is commonly seen. The lamellar or trabecular bone-like tissues could be seen.

（1）What is the most likely diagnosis?

（2）What are the mechanisms that cause the disease?

13. A 28-year-old man presents with abdominal mass, there is a 25 cm × 18 cm × 12 cm mass in retroperitoneal area during operation. After the incision, the mass is cystic and hairy, and the skin, brain tissue, and some glands are found by microscopic examination.

（1）What is the most likely diagnosis?

（2）What are the characteristics of the disease?

14. A 55-year-old man presents with neck and lumbar pain. In the course of treatment, the patient develops a cough and hemoptysis. X-ray examination shows that the cervical and lumbar vertebrae have bone destruction, and a 5 cm × 5 cm occupying lesion at the left hilar lung.

（1）What is the most likely diagnosis?

（2）What are the ways of tumor diffusion?

Chapter 7　Disease of the cardiovascular system

15. A 60-year-old man with a history of hypertension presents with the sudden onset of excruciating pain beginning in the anterior chest, radiating to the back, and moving down into the abdomen. His blood pressure is found to be 170/120 mmHg. An angiogram of this patient's abdomen reveals a "double barrel".

（1）What is the most likely diagnosis?

（2）What are the complications of this condition?

16. A 59-year-old man presents with recurrent chest pain that develops whenever he attempts to mow his yard. He relates that the pain would go away after a couple of minutes if he stops and rests. He also states that the pain has not increased in frequency or duration in the last several months.

（1）What is the most likely diagnosis?

（2）What are the main pathological features of the disease?

17. A 45-year-old man with a fever continues for 2 months after extraction, there's a murmur in cardiac auscultation. Ultrasonic examination shows that there are excrescences in the heart valve.

（1）What is the most likely diagnosis?

（2）What are the mechanisms that cause the disease?

18. A 25-year-old woman presents with fever and bilateral upper limb joint pain, with an obvious nodule in the forearm subcutaneously. Laboratory examination shows that the anti-streptococcus hemolysin O test and the rheumatoid factor are both positive. Biopsy of subcutaneous nodules shows large areas of cellulose-like cells surrounded by epithelioid cells and granulation tissue in the outermost layer.

（1）What is the most likely diagnosis?

（2）If the disease is accumulated in the joints, what pathological changes will occur?

Chapter 8 Disease of the respiratory system

19. A 20-year-old man presents with the acute onset of a productive cough, fever, chills, and pleuritic chest pain. A chest X-ray reveals consolidation of the entire lower lobe of his right lung. Histologic examination of neutrophil-rich exudates filling the bronchi, bronchioles, and alveolar spaces. The majority of lung tissue from his right lower lung is involved in this inflammatory process.

（1）What is the most likely diagnosis?

（2）What are the main pathological changes of this disease?

20. A 7-year-old boy with dyspnea presents with cough, fever, and chills. Chest X-ray reveals scattered consolidation of the lower lobe of his double lung. He unexpectedly dies before treatment due to heart failure. Microscopically, there is an acute inflammation of the bronchi and bronchioles with an acute inflammation of neutrophil-rich exudate present in the lumia and

extending into the peribronchial alveoli.

(1) What is the most likely diagnosis?

(2) What are the complications of this condition?

21. A 49-year-old man who has a long history of smoking several packs of cigarettes a day presents with a worsening cough and weight loss. Chest X-rayreveals a solitary 4 cm mass in the lower lobe of his left lung. This mass is resected surgically. Microscopically, the tumor cells have prominent keratin production and intercellular bridges.

(1) What is the most likely diagnosis?

(2) What are the characteristics of this disease?

Chapter 9　Disease of the digestive system

22. A 50-year-old man taking ibuprofen for increasing joint pain in his hands presents with increasing pain in his midsternal area. Gastroscopy reveals multiple, scattered, punctate hemorrhagic areas in his gastric mucosa. Biopsies from one of these hemorrhagic lesions reveal mucosal erosions with edema and hemorrhage.

(1) What is the most likely diagnosis?

(2) What causes the disease?

23. A 45-year-old man with a history of retrosternal pain. He has been intermittently taking ranitidine. A gastroscope examination revealed some reddish discoloration and friability of the lower esophageal region. A biopsy of the lower esophagus was performed, and the microscopic examination revealed columnar cells containing goblet cells.

(1) What is the most likely diagnosis?

(2) What is the main mechanism that causes the disease?

24. A 61-year-old man with a history of Hepatitis B for more than 10 years presents with hematemesis. Physical examination finds a diffuse yellow discoloration on his skin. Laboratory examination reveals a serum bilirubin level of 27.9 μmol/L, and aminotransferase levels are increased. A liver biopsy reveals regenerative nodules of hepatocytes surrounded by fibrosis.

(1) What is the most likely diagnosis?

(2) What are the complications of this condition?

Chapter 10　Lymphohematopoietic diseases

25. A 45-year-old man presents with several enlarged lymph nodes involving his left neck. A biopsy from one of these enlarged lymph nodes reveals effacement of the normal lymph node architecture by a diffuse proliferation of small, normal-appearing lymphocytes. These same cells are present in the peripheral blood, enough to cause peripheral lymphocytosis. A bone marrow biopsy reveals a diffuse proliferation of these small lymphocytes. Special stains reveal these cells to be positive CD5 and CD23.

　　(1) What is the most likely diagnosis?

　　(2) What are the characteristics of this disease?

26. A 37-year-old woman presents with painless enlargement of axillary lymph nodes along with fever and weight loss. A biopsy from one of the enlarged lymph nodes reveals effacement of the normal lymph node architecture by a diffuse proliferation of many inflammatory cells, Reed-Sternberg cells, and lacunar cells. Immunohistochemical staining reveals these cells to be positive for CD30 and CD15.

　　(1) What is the most likely diagnosis?

　　(2) What are the histological types of the disease?

27. A 3-year-old boy presents with easy bruising, joint, and leg pain; red dots on the skin, and hepatosplenomegaly. The complete blood count reveals an elevated white blood cell count increase, a low hemoglobin level, and hormogonia. Examination of the peripheral smear of the blood shows numerous cells with a high nuclear-to-cytoplasmic ratio and fine chromatin; the complete blood count shows anemia and thrombocytopenia.

　　(1) What is the most likely diagnosis?

　　(2) What other investigations need to be done?

Chapter 11　Urinary system diseases

28. A 7-year-old boy is admitted to the hospital and presents with blepharoedema, and less urine. Physical examination reveals eyelid edema, pharyngeal redness, and blood pressure

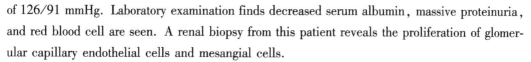

of 126/91 mmHg. Laboratory examination finds decreased serum albumin, massive proteinuria, and red blood cell are seen. A renal biopsy from this patient reveals the proliferation of glomerular capillary endothelial cells and mesangial cells.

(1) What is the most likely diagnosis?

(2) What are the results of immunofluorescence and electron microscopy?

29. A 53-year-old man with a history of long-term hypertension presents with chronic renal insufficiency. Laboratory examination tests find increased serum creatinine and BUN with mild proteinuria. Urine test finds bacteria. Grossly both of his kidneys are small and irregular with dilation of the renal pelvis and the calyces' deformation. Histologic sections from his kidneys revealed chronic inflammation of the interstitium.

(1) What is the most likely diagnosis?

(2) What are the pathological features of the disease?

30. A 45-year-old man presents with fever, gross hematuria, right quadrant pain, and weight loss. Physical examination reveals an obvious mass in the right quadrant region. Ultrasonography and CT examination show a mass about 4 cm in diameter and calcification in the upper part of the right kidney.

(1) What is the most likely diagnosis?

(2) What are the histological types of this disease?

31. A 12-year-old girl presents with fever, fatigue, weight loss, and a skin rash that involves several different areas of her body. A biopsy from one of her skin lesions reveals segmental fibrinoid necrosis of small blood vessels with the fragmentation of neutrophils. After further workup, the diagnosis of microscopic polyangiitis is made.

(1) What is the most likely diagnosis?

(2) What are the typical pathological changes of this disease?

Chapter 12　Reproductive system and breast diseases

32. A 38-year-old woman presents with menometrorrhagia for several days. Physical examination shows a 4 cm mass in the right ovary. The mass is resected surgically and a biopsy shows the tumor to be composed of small polygonal cells growing sheets and anastomosing cords. Rare Call-Exner bodies are present. The tumor cells are found to stain positively with an immunoperoxidase stain against inhibin.

(1) What is the most likely diagnosis?

(2) What are the characteristics of this disease under the microscope?

33. A 40-year-old woman presents with a 3 cm mass in her right breast. A biopsy after surgical resection of the mass reveals a tumor composed of a mixture of proliferative fibrous stroma and glands. The glands are round, oval, or fissured, and the stroma is usually looser, often accompanied by calcification.

(1) What is the most likely diagnosis?

(2) If some of the cells in a catheter are in a single line, arranged in the shape of an ethmoidal foramen, and with mitotic images, what lesions should you consider?

34. A 58-year-old woman presents with a painless mass located in her left breast. Physical examination shows that there is a 3 cm mass in the outer quadrant of the left breast. The margin of the mass and the normal tissue is not clear. The enlarged lymph nodes are touched under the right armpit. After tumor resection, biopsy shows that tumor cells are scattered or arranged singly in fibrous tissue, and tumor cells are small.

(1) What is the most likely diagnosis?

(2) What are the factors that affect the prognosis of the disease?

Chapter 13   Endocrine system disease

35. A 36-year-old woman presents with the lymph nodes of the right neck being enlarged for one month, and the biopsy is following the lymph node metastasis of thyroid carcinoma after resection. Under the microscope, the tumor cells are composed of epithelioid cells and fusiform cells, arrange in flake or papillary shape, and often deposited amyloid substance in the stroma. Immunohistochemical staining shows calcitonin (+) and thyroglobulin (−).

(1) What is the most likely diagnosis?

(2) What is the pathogenesis of the disease and what is the origin of tumor cells?

36. A 25-year-old man is admitted to the hospital and presents with obvious neck swelling. Physical examination enlargement of the thyroid gland resulting from the presence of several small masses in both thyroid lobes. These nodules are surgically resected, and the histologically reveals the finger-like projections formed by fronds of tumor cells with fibrovascular cores. The degree of differentiation of tumor cells is not consistent, nuclear chromatin is less, often transparent, no nucleolus, and there is a nuclear sulcus.

(1) What is the most likely diagnosis?

(2) How to distinguish this disease from papillary nodular hyperplasia?

37. A 49-year-old woman presents with palpitation, hyperhidrosis, and exophthalmos.

Laboratory examination reveals an increased serum calcium and a decreased serum phosphorus. The patient's plasma parathyroid hormone levels are increased, but parathyroid hormone-related peptide levels are within normal limits. Histologic examination shows that thyroid follicular epithelial hyperplasia is highly columnar with thin colloids in a follicular cavity and abundant vascular and lymphoid tissue in interstitial tissues.

(1) What is the most likely diagnosis?

(2) What is the pathogenesis of this disease?

Chapter 14   Nervous system disease

38. A 13-year-old boy presents with fever, headache, and vomiting during the Spring Festival and ecchymosis in the skin at admission. CT examination reveals cellar lateralis dilatation, atrophy of brain parenchyma, and low vision.

(1) What is the most likely diagnosis?

(2) What are the histological changes of the disease?

39. A 48-year-old woman with a history of headaches for two months. CT examination shows a diameter 3 cm spherical mass in the frontal lobe of the brain. After resection and biopsy, pathological examination shows that diffuse growth of the cells, obvious necrosis, and mitosis are easily visible.

(1) What is the most likely diagnosis?

(2) What are the immunohistochemical characteristics of this disease?

40. A 51-year-old woman with hearing loss for nearly a year, tinnitus, and gait instability in the last two months. CT shows a 2 cm × 2 cm mass and cystic change in the left cerebellopontine angle.

(1) What is the most likely diagnosis?

(2) What other types of tumors arise from peripheral nerves?

Chapter 15   Bone and joint diseases

41. A 17-year-old boy presents with pain and swelling around his right knee for a 3-week

duration that has not improved with rest. His mother denies a history of trauma to the knee. A radiograph shows a destructive mixed lytic and blasted mass arising from the metaphysis of the distal tumor.

(1) What is the most likely diagnosis?

(2) What are the risk factors for developing this disease?

42. A 14-year-old boy presents with an enlarging, painful lesion that involves the medullary cavity of his right femur. X-ray shows an irregular, destructive lesion that produces an "onion-skin" periosteal reaction. The lesion is resected surgically, and histologic sections reveal sheets of uniform small, round, tumor cells that had glycogen-positive, diastase-sensitive cytoplasmic granules. These cells were stained with CD99.

(1) What is the most likely diagnosis?

(2) What are the special staining characteristics of the disease?

43. A 60-year-old man presents with pain, stiffness, and swelling of his knee. A physical examination of his knee shows marked crepitus. Reconstructive surgery is performed on his knee. The resected bone reveals the destruction of the articular cartilage and eburnation of the underlying exposed bone.

(1) What is the most likely diagnosis?

(2) What are the pathological characteristics of this disease?

Chapter 16   Infectious disease

44. A 39-year-old man presented with persistent high fever, bradycardia, abdominal distension, and diarrhea, and died of toxic shock. Cadaveric examination revealed diffuse peritonitis, swelling of solitary and collective lymph nodes, necrosis and ulceration of the intestinal wall, and swelling of the spleen.

(1) What is the most likely diagnosis?

(2) What are the outcomes and complications of the disease?

45. A 37-year-old man presents with an erosion of the glans penis, swelling of the inguinal lymph nodes, and red spot papules on the skin of the whole body. In the skin biopsy of the lesion, lymphocytes and plasma cells are infiltrated locally, and a large number of monocytes and plasma cells are found in the arterioles obliterans and around the blood vessels. The spirochetes can be found in the lesions.

(1) What is the most likely diagnosis?

(2) What are the typical pathological changes of the disease?

46. A 37-year-old man presents with a cough, fever, night sweats, and weight loss. Examination of his sputum reveals rare acid-fast bacilli, while a chest X-ray reveals irregular densities in the upper lobe of his left lung. Histologic sections from this area reveal numerous caseating granulomas.

（1）What is the most likely diagnosis?

（2）What are the clinical types of the disease?

47. A 35-year-old man is brought into the emergency department because of extensive bruising of the chest in a minor motor vehicle accident. He is known to be HIV-positive. He complains of progressive fatigue over the last 3 months and has not visited a doctor for over a year. A complete blood count shows pancytopenia, and a bone marrow biopsy shows narrow-based budding yeast.

（1）What is the most likely diagnosis?

（2）What are the usual mechanisms of HIV-induced disease?

Chapter 17 Parasitic disease

48. A 46-year-old man with a right upper abdominal cyst and a history of eating "drunk crab" presents with fever, cough, sputum, bloody sputum, chest pain, and wasting. Physical examination reveals a right upper abdominal cyst with a size of about 2.5 cm ×3 cm, moderate hardness, no tenderness, and migration. After tumor resection, pathology examination shows necrotic tissue, Charcot-Leyden crystals, and thecyst wall is an eosinophilic granuloma.

（1）What is the most likely diagnosis?

（2）What are the typical pathological changes of this disease?

49. A 30-year-old man with a history of long-term abdominal pain and diarrhea. In the last 1 month, the patient is admitted to the hospital for fever, pain in the liver area, and wasting. Physical examination shows an increase in liver and tenderness in the right upper abdomen. Repeated fecal examination shows amoeba cysts in tissues. A 3 cm ×2 cm ×2 cm cystic lesion is found in the right lobe of the liver, and the liquid level is visible.

（1）What is the most likely diagnosis?

（2）What is the pathogenesis of this disease?

50. A 36-year-old woman with a history of diarrhea and hematochezia. Physical examination shows abdominal bulge, liver untouched, and spleen enlarged. The abdomen moves the turbid sound, defecate detects schistosome egg. The RBC 126×10^{10} L, WBC 6.9×10^9 L, neutrophils 70%, eosinophils 7%, lymphocytes 16%, monocytes 7%, cercariae hatching posi-

tive.

（1）What is the most likely diagnosis?

（2）Please use pathological knowledge to explain the clinical symptoms, signs, and the relationship between various lesions.

参考文献

［1］ Eugene C T, Margaret O U. Case Files© Pathology 病理学案例 50 例 ［M］. 2 版. 北京：北京大学医学出版社，2014.

［2］ Earl J B. Pathology：pretest self-assessment and review ［M］. 13th ed. New York：The Mcgraw-Hill Companies，2010.

（方贤磊　舒曼）

THE KEY

1.

(1) Wet gangrene of the left foot.

(2) Key words: Thrombosis caused by vascular wall injury; Bacteria multiply and produce toxins; Bacteria break down necrotic tissue to form FeS to make the lesion black.

2.

(1) Myocardial hypertrophy.

(2) Key words: Stimulation of RNA and protein synthesis by stretching receptors; Surface receptor activation of myocytes; Growth factor and vasoactive factor.

3.

(1) Hepatic fatty change.

(2) Key words: Increase of intracellular fatty acids in hepatocytes; Excessive drinking; Anoxia; Increase of toxic substances in the liver; Innutrition.

4.

(1) Healing by second intention.

(2) Key words: It is mainly the repair of skin and subcutaneous tissue. In the process of healing, there are both epithelium, vascular regeneration, and fibrous repair.

5.

(1) Granulation tissue formation.

(2) Key words: Protect the wound; Fill defect; Organization.

6.

(1) Key words: Blood loss after surgery; Postoperative platelet hyperplasia; Increased coagulation factor and fibrinogen; Bed rest.

(2) Key words: Hemorrhagic infarction occurred in the left lung; Pathological changes: The naked eye was mostly located at the margin of the lower lobe of the lung, with a kermesinus pyramidal shape, pointed toward the hilus of the lung, the bottom of which was located on the membranous surface of the lung with a clear boundary. Under the microscope, the lung tissue was widely hemorrhagic necrosis.

Mechanism: Thromboembolism in the lung; The patient had rheumatic heart disease, mitral stenosis, and marked congestion and edema in the lungs.

7.

(1) Left femoral vein thrombosis.

(2) Key words: Pulmonary artery thrombosis; Right heart failure caused by embolization of pulmonary artery trunk and large branches; Patient died of acute respiratory failure.

8.

(1) Amniotic embolism.

(2) Key words: Allergic shock; Angiospasm; DIC.

9.

(1) Neuropeptides.

(2) Key words: Protein content; Number of cells contained; Protein specific gravity; Vascular wall permeability.

10.

(1) Acute suppurative appendicitis.

(2) Key words: Recure; To chronic inflammation; Spread diffusion.

11.

(1) Acute bacillary dysentery.

(2) Key words: The early manifestations of the disease were increased mucus secretion, hyperemia and edema, hemorrhage, neutrophil, and macrophage infiltration. Characteristic pseudomembrangitis in the late stage of the disease.

12.

(1) Osteosarcoma.

(2) Key words: Genic mutation (RB); Traumatism; Virus infections; Radiation damage.

13.

(1) Mature teratoma.

(2) Key words: Teratoma derived from reproductive stem cell tumors, contains multiple tissue components of more than two layers. Include skin, hair follicles, sebaceous gland, sweat gland, fat, muscle, thyroid, brain tissue, etc.

14.

（1）Carcinoma of the lung.

（2）Key words：Direct spread; Metastasis（lymphatic metastasis, hematogenous metastasis, transcoelomic metastasis）.

15.

（1）Dissecting aortic aneurysm.

（2）Key words：The most serious complication of dissecting aortic aneurysm is bleeding after rupture, most commonly seen in ascending aorta and aortic arch; Organ infarction caused by thromboembolism.

16.

（1）Stable angina.

（2）Key words：This kind of atherosclerotic plaque is more stable, with more fibrous connective tissue, a small lipid core, and less infiltration of inflammatory cells.

17.

（1）Infective endocarditis.

（2）Key words：Repeated bacteremia can produce antibodies in the blood circulation of the body, which is beneficial to the adhesion of pathogens to the injured site and eventually to the formation of excrescences. The excrescence gradually increases and destroys the heart valve. When the vegetative substance ruptures, it can lead to embolism, and bacteria are released into the blood to produce bacteremia.

18.

（1）Rheumatoid arthritis.

（2）Key words：The main lesion of RA is synovitis accumulated in the whole body. The main manifestations are hypertrophy of synovial cells; Infiltration of inflammatory cells around blood vessels insubsynovial connective tissue; Large numbers of neonate capillaries; Accumulation of cellulose and neutrophils on the surface of joints; Active osteoclast functionl; Synovial tissue grows into bone.

19.

（1）Lobar pneumonia.

（2）Key words：The essence of lobar pneumonia is fibrinous inflammation; There are four pathological stages of lobar pneumonia: congestion, red hepatization, gray hepatization, and resolution.

20.

(1) Bronchopneumonia.

(2) Key words: Bronchial damage; Lung fibrosis; Lung abscesses; Empyema; Pericarditis; Death; Heart failure; Failure of respiration.

21.

(1) Well-differentiated squamous cell carcinoma.

(2) Key words: This is the most common type of lung cancer; It is thought to be derived from metaplastic squamous epithelium; They are relatively slow growing and metastasize outside the thorax late; They may be resectable.

22.

(1) Acute gastritis.

(2) Key words: NSAIDS; Heavy, acute alcohol ingestion; Severe stress or shock; Hypotension.

23.

(1) Barrett esophagus.

(2) Key words: Repeated acid reflux to the distal esophagus leading to metaplasia of the normal squamous epithelium into the columnar epithelium.

24.

(1) Liver cirrhosis.

(2) Key words: Portal hypertension (portosystemic shunts, ascites, splenomegaly); Hepatic failure; Jaundice and cholestasis.

25.

(1) Small lymphocytic lymphoma/Chronic lymphocytic leukemia.

(2) Key words: Leukocytosis (small, non-functional lymphocytes of B cell origin); Anemia and thrombocytopenia are late developments; Secondary autoimmune hemolytic anemia develops in 10% of cases.

26.

(1) Hodgkin lymphoma.

(2) Key words: Classical Hodgkin lymphoma (nodular sclerosis, mixed cellularity, lymphocyte-rich, lymphocyte depletion); Nodular lymphocyte predominance Hodgkin lymphoma.

27.

(1) Acute lymphoblastic leukemia.

(2) Key words: Bone marrow examination with flow cytometry and cytogenetics for the aspirate obtained from the bone marrow.

28.

(1) Acute proliferative glomerulonephritis.

(2) Key words: Immunofluorescence examination shows granular IgG, IgM, and C3 in glomeruli. Electron microscopy shows that deposits with high electron density are usually located between the splanchnic epithelial cells and the glomerular basement membrane.

29.

(1) Chronic pyelonephritis.

(2) Key words: Macroscopically, the kidneys have irregular areas of scarring seen as depressed areas appear, associated with fibrous scarring of the renal papilla; Microscopically, the kidneys have irregular areas of interstitial fibrosis with chronic inflammatory cell infiltration. Tubules are atrophic. Glomeruli show periglomerular fibrosis and many demonstrate complete hyalinization.

30.

(1) Renal cell carcinoma.

(2) Key words: Clear cell carcinoma; Papillary carcinoma; Chromophobe renal carcinoma; Collecting duct carcinoma; Renal cell carcinoma, unclassified.

31.

(1) Systemic lupus erythematosus.

(2) Key words: Immune complexes are deposited in the kidneys, skin, blood vessels, and connective tissues. Acute necrotizing vasculitis of the middle arteriole of the whole body and the deposition of cellulose-like substances in the vascular wall. Fibrous thickening of the vascular wall with lumen stenosis in the chronic phase.

32.

(1) Granulosa cell tumor.

(2) Key words: Tumor cells are of equal size, small in size, and less in the cytoplasm. The tumor cells are arranged in stripe and island shapes. The tumor cells can form Call-Exner bodies and the immune-histochemical inhibin is positive.

33.

(1) Fibroadenoma.

(2) Fibroadenoma with atypical ductal hyperplasia.

34.

(1) Invasive carcinoma of the breast (invasive lobular carcinoma).

(2) Key words: Related to tumor TNM stage, histologic type, hormone receptor expression (ER、PR), HER-2 status and ki-67 index.

35.

(1) Medullary carcinoma.

(2) Key words: The main cause of medullary thyroid carcinoma is *ret* oncogene mutation; Medullary thyroid carcinoma is not thyroid follicular epithelial, it comes from the parafollicular cells of the thyroid that secrete calcitonin, which is neuroendocrine cells and has nothing to do with the follicular cells of the thyroid gland.

36.

(1) Papillary thyroid carcinoma.

(2) Key words: Papillary branches of papillary carcinoma are thin and complex; Papillae have fibrous vascular axes; Epithelial cells are disordered and crowded; Nuclei are ground-glass, enlarged and irregular.

37.

(1) Primary hyperthyroidism.

(2) Key words: Hyperthyroidism is most likely an autoimmune disease, because of the increase in serum globulin content, there are a variety of anti-thyroid autoantibodies, and the presence of TSH binding antibodies in the serum, such as TSI; Maybe genetically related; Mental factors may also contribute to the development of the disease.

38.

(1) Epidemic cerebrospinal meningitis.

(2) Key words: Microscopically, arachnoid vessels were hyperdilated and hyperemia, subarachnoid space widened, in which a large number of neutrophils and fibrin exudate, a small number of mononuclear and lymphocyte infiltration.

39.

(1) Adult diffuse glioma, WHO grade 4, such as: diffuse astrocytoma, IDH mutant, WHO grade 4. Or glioblastoma, IDH wide type, WHO grade 4.

（2）Key words：Positive staining of GFAP, vimentin, olig-2 and IDH.

40.

（1）Neurilemoma or schwannoma of the eighth cranial nerve.

（2）Neurofibromas, malignant peripheral nerve sheet tumor.

41.

（1）Osteosarcoma.

（2）Key words：Prior irradiation, genetic predisposition, Paget disease of the bone, and bone infarcts.

42.

（1）Ewing sarcoma.

（2）Histochemical staining was positive for pas staining of rich glycogen in tumor cells. Immunohistochemical staining of CD99, NKX 2.2, Fli1, and even NSE and Syn positive.

43.

（1）Osteoarthritis.

（2）Microscopically, in the early stage of the lesion, the chondrocytes in the surface layer of articular cartilage proliferated or even disintegrated, then the cartilage of the surface layer of the joint degenerated, and finally the whole layer of articular cartilage disappeared completely, osteophytes were formed in the hyperplasia of articular marginal cartilage. Later period nonspecific inflammation of synovium.

44.

（1）Typhoid fever.

（2）Key words：General 4-6 weeks can be cured, common complications are sepsis, intestinal bleeding, and intestinal perforation, bronchopneumonia.

45.

（1）Syphilis.

（2）Key words：proliferative endoarteritis and perivasculitis affecting small vessels with surrounding plasma cell-rich infiltrate；Gumma.

46.

（1）Secondary pulmonary tuberculosis.

（2）Key words：Focal pulmonary tuberculosis；Infiltrative pulmonary tuberculosis；Chronic fibro-cavernous pulmonary tuberculosis；Caseous pneumonia；Tuberculoma；Tuberculous pleuritic.

47.

（1）Disseminated histoplasmosis of the bone marrow.

（2）Key words：The human immunodeficiency virus is a retrovirus that has a propensity for helper T-cell lymphocytes. Depletion of these helper T-cell leads to infections such as Pneumocystisjiroveci pneumonia, tuberculosis, esophageal candidiasis, and histoplasmosis.

48.

（1）Pulmonary type paragonimiasis.

（2）Key words：Pleurisy; Sinus formation; Abscess or cyst formation; Fibrous scar formation.

49.

（1）Intestinal amoebiasis and amoebic liver abscess.

（2）Key words：Mechanical injury and phagocytosis; Contact dissolution; Cytotoxin; Bacterial action; Immunosuppression and escape; Susceptibility.

50.

（1）Schistosomiasis.

（2）Key words：Eggs deposited in the submucous and lamina propria of the intestine can cause congestion, edema, necrosis, and shedding of the intestinal mucosa, leading to abdominal pain, diarrhea, and purulent blood stool. Liver fibrosis induced by the portal vein to the liver, resulting in ascites and splenomegaly in liver cirrhosis.

（方贤磊　舒曼）

第五部分 病理学实习玻片标本

玻片标本目录见表 5-1。

---

* 玻片标本图片见《病理学实习》（王连唐主编，人民卫生出版社 2022 年版）一书的相关网络数字资源。中山大学师生也可通过中山大学校园网登录 http://202.116.102.92/DSE（用户名为 zhongdazhongda，密码勾选 "guest"）浏览病理学实习玻片标本图片。

续表 5 – 1

章名	图号	图片名称
第六章　肿瘤	6 – 15	（卵巢）纤维瘤
	6 – 16	（皮下）纤维肉瘤
	6 – 17	子宫平滑肌瘤 子宫平滑肌肉瘤
	6 – 18	皮肤乳头状瘤
	6 – 19	鳞状细胞癌
	6 – 20	皮肤基底细胞癌
	6 – 21	乳腺纤维腺瘤
	6 – 22	卵巢黏液性囊腺瘤 卵巢交界性黏液性囊腺瘤
	6 – 23	结肠中分化腺癌 结肠低分化腺癌（黏液癌）
	6 – 24	胃黏液癌（印戒细胞癌）
	6 – 25	乳腺浸润性癌，非特殊类型
	6 – 26	皮肤黑色素瘤
	6 – 27	皮肤毛细血管瘤
	6 – 28	（卵巢）畸胎瘤，成熟型；（卵巢）畸胎瘤，未成熟型
	6 – 29	淋巴结转移性癌
	6 – 30	癌细胞涂片
第七章　心血管系统疾病	7 – 11	急性风湿性心肌炎和心内膜炎
	7 – 12	急性感染性心内膜炎 亚急性感染性心内膜炎
	7 – 13	高血压性固缩肾
	7 – 14	动脉粥样硬化症
	7 – 15	心肌梗死
第八章　呼吸系统疾病	8 – 7	大叶性肺炎
	8 – 8	小叶性肺炎
	8 – 9	间质性肺炎
	8 – 10	肺气肿
	8 – 11	硅肺
	8 – 12	小细胞肺癌
	8 – 13	肺腺癌
	8 – 14	鼻咽非角化性鳞状细胞癌，未分化型（鼻咽未分化型非角化性癌）
	8 – 15	鼻咽非角化性鳞状细胞癌，分化型（鼻咽分化型非角化性癌）

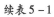

续表 5 - 1

章名	图号	图片名称
第九章　消化系统疾病	9 - 15	慢性萎缩性胃炎
	9 - 16	慢性胃溃疡
	9 - 17	胃低分化腺癌
	9 - 18	结肠中分化腺癌
	9 - 19	胃黏液癌（印戒细胞癌）
	9 - 20	门脉性肝硬化、毛玻璃样肝细胞
	9 - 21	门脉性肝硬化
	9 - 22	门脉性肝硬化合并肝细胞癌
	9 - 23	食管鳞状细胞癌
	9 - 24	慢性胃溃疡癌变
第十章　淋巴造血系统疾病	10 - 4	慢性髓细胞性白血病累及肝脏
	10 - 5	淋巴结经典型霍奇金淋巴瘤，混合细胞型
	10 - 6	淋巴结滤泡性淋巴瘤
	10 - 7	淋巴结伯基特（Burkitt）淋巴瘤
第十一章　泌尿系统疾病	11 - 7	弥漫性毛细血管内增生性肾小球肾炎
	11 - 8	弥漫性新月体性肾小球肾炎
	11 - 9	弥漫性膜增生性肾小球肾炎
	11 - 10	弥漫性硬化性肾小球肾炎
	11 - 11	急性肾盂肾炎
	11 - 12	慢性肾盂肾炎
	11 - 13	透明细胞肾细胞癌
	11 - 14	肾母细胞瘤
	11 - 15	膀胱尿路上皮癌
	11 - 16	狼疮性肾炎
	11 - 17	移植肾急性混合性排斥反应
	11 - 18	糖尿病肾病/结节性糖尿病肾小球硬化症
第十二章　女性生殖系统及乳腺疾病	12 - 6	纤维囊性乳腺病
	12 - 7	葡萄胎
	12 - 8	子宫绒毛膜癌
	6 - 21	乳腺纤维腺瘤
	6 - 22	卵巢黏液性囊腺瘤
	6 - 25	乳腺浸润性癌，非特殊类型
	6 - 28	卵巢畸胎瘤
	12 - 9	乳腺多形性浸润性小叶癌
	12 - 10	宫颈鳞状细胞癌
	12 - 11	子宫内膜样癌，2 级

续表 5 - 1

章名	图号	图片名称
第十三章　内分泌系统疾病	13 - 4	甲状腺腺瘤
	13 - 5	甲状腺乳头状癌
	13 - 6	结节性甲状腺肿
	13 - 7	弥漫性毒性甲状腺肿
	13 - 8	慢性淋巴细胞性甲状腺炎/桥本甲状腺炎
第十四章　神经系统疾病	14 - 7	流行性乙型脑炎
	16 - 9	化脓性脑膜炎
	14 - 8	脑膜瘤，WHO 1 级
	14 - 9	神经鞘瘤
	14 - 10	神经纤维瘤
	14 - 11	弥漫星形细胞瘤，IDH-1 突变型，WHO 2 级
	14 - 12	少突胶质细胞瘤，WHO 3 级
	14 - 13	胶质母细胞瘤，IDH-1 野生型，WHO 4 级
	14 - 14	小脑髓母细胞瘤，WHO 4 级
第十五章　骨肿瘤	15 - 3	骨肉瘤
	15 - 4	骨巨细胞瘤
	15 - 5	软骨肉瘤
第十六章　感染性疾病	16 - 15	增殖型粟粒性肺结核
	16 - 16	结核性脑膜炎
	2 - 12	淋巴结结核
	16 - 17	回肠及肠系膜伤寒（髓样肿胀期）
	16 - 18	结肠细菌性痢疾
	16 - 19	化脓性脑膜炎
	16 - 20	皮肤结核样型麻风
	16 - 21	皮肤瘤型麻风
	16 - 22	肺曲菌病
	16 - 23	（外阴）尖锐湿疣
第十七章　寄生虫病	17 - 5	结肠阿米巴痢疾
	17 - 6	肝/淋巴结急性血吸虫病

（王舟）

第六部分　病理学实习绘图作业及展示

病理学实习绘图作业目录见表6-1。

表6-1　病理学实习绘图作业目录

章名		图号	图片名称
第二章	细胞和组织的适应与损伤	2-9（实07）	肾小管上皮细胞水样变性
		2-10（实08）	肝小叶中央脂肪变性
		2-11（实38）	肾细动脉玻璃样变性
第三章	局部血液循环障碍	4-9（实01）	肺淤血水肿
		4-10（实02）	肝淤血
第五章	炎症	5-10（实11）	（皮肤）肉芽组织
		5-11（实12）	纤维素性心包炎
		5-13（实14）	急性蜂窝织炎性阑尾炎
第六章	肿瘤	6-15（实17）	纤维瘤
		6-16（实18）	（皮下）纤维肉瘤
		6-17（实19）	子宫平滑肌瘤
		6-18（实20）	皮肤乳头状瘤
		6-19（实21）	鳞状细胞癌
		6-21（实23）	乳腺纤维腺瘤
		6-22（实24）	卵巢黏液性囊腺瘤
		6-23（实25）	结肠中分化腺癌
		6-24（实26）	胃印戒细胞癌
		6-25（实27）	乳腺浸润性导管癌，非特殊类型
		6-26（实28）	皮肤黑色素瘤
		6-27（实29）	皮肤毛细血管瘤
		6-28（实30）	（卵巢）成熟型畸胎瘤
		6-29（实31）	淋巴结转移癌
第七章	心血管系统疾病	7-11（实36）	急性风湿性心肌炎与心内膜炎

续表6-1

章名	图号	图片名称
第八章　呼吸系统疾病	8-7（实41）	大叶性肺炎
	8-8（实42）	小叶性肺炎
	8-9（实43）	间质性肺炎
	8-13（实47）	肺腺癌
第九章　消化系统疾病	9-16（实51）	慢性胃溃疡
	9-17（实52）	胃低分化腺癌
	9-22（实55）	门脉性肝硬化合并肝细胞癌
	9-23（实56）	食管鳞状细胞癌
第十章　淋巴造血系统疾病	10-5（实59）	淋巴结经典型霍奇金淋巴瘤，混合细胞型
第十一章　泌尿系统疾病	11-8（实63）	弥漫性新月体性肾小球肾炎
	11-9（实64）	弥漫性膜增生性肾小球肾炎
	11-11（实66）	急性肾盂肾炎
	11-13（实68）	透明细胞肾细胞癌
	11-15（实70）	膀胱尿路上皮癌
第十二章　女性生殖系统及乳腺疾病	12-7（实72）	葡萄胎
	12-8（实73）	子宫绒毛膜癌
	12-11（实76）	子宫内膜样癌，2级
第十三章　内分泌系统疾病	13-5（实78）	甲状腺乳头状癌
	13-6（实79）	结节性甲状腺肿
第十四章　神经系统疾病	14-7（实81）	流行性乙型脑炎
	14-11（实82）	弥漫性星形细胞瘤，IDH-1突变型，WHO 2级
	14-8（实83）	脑膜瘤，WHO 1级
	14-9（实84）	神经鞘瘤
第十五章　骨肿瘤	15-3（实87）	骨肉瘤
	15-4（实88）	骨巨细胞瘤
第十六章　感染性疾病	16-15（实89）	增殖型粟粒性肺结核
	2-12（实09）	淋巴结结核
	16-17（实91）	回肠及肠系膜伤寒（髓样肿胀期）
	16-18（实92）	结肠细菌性痢疾（假膜性肠炎）
	16-20（实94）	皮肤结核样型麻风
	16-22（实96）	肺曲菌病
第十七章　寄生虫病	17-5（实98）	结肠阿米巴痢疾

（舒曼）

病理学实习绘图作业展示：

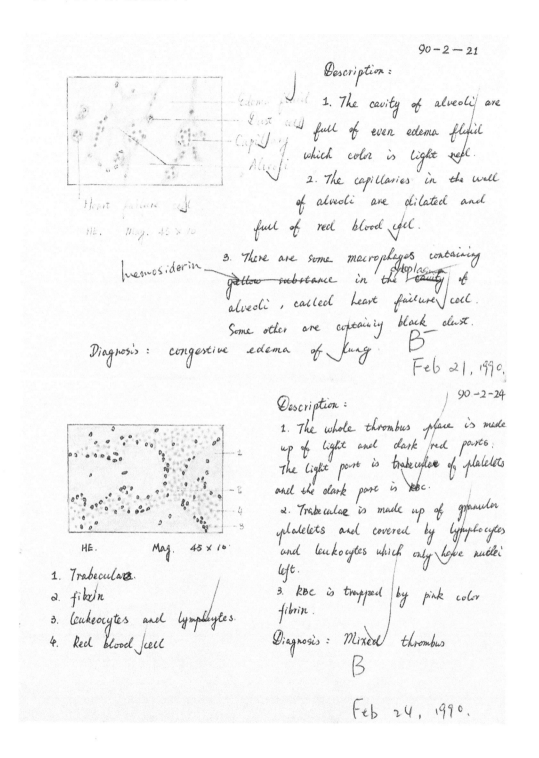

90-2-21

Description:

1. The cavity of alveoli are full of even edema fluid which color is light red.

2. The capillaries in the wall of alveoli are dilated and full of red blood cell.

3. There are some macrophages containing yellow substance in the cytoplasm of alveoli, called heart failure cell. Some other are containing black dust.

Diagnosis: congestive edema of lung.   B⁻

Feb 21, 1990.

Edema fluid
Dust cell
Capillary
Alveoli

Heart failure cell
HE.   Mag. 45 × 10

hemosiderin

90-2-24

Description:

1. The whole thrombus place is made up of light and dark red parts. The light part is trabeculae of platelets and the dark part is RBC.

2. Trabeculae is made up of granular platelets and covered by lymphocytes and leukocytes which only have nuclei left.

3. RBC is trapped by pink color fibrin.

Diagnosis: Mixed thrombus

B

Feb 24, 1990.

HE.   Mag. 45 × 10

1. Trabeculae.
2. fibrin
3. leukocytes and lymphocytes.
4. Red blood cell

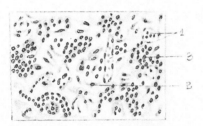

HE.　　　Mag. 45×10

1 center vein

2 lipid droplets In liver cells.

3 nucleus of liver cell

B

March 1,

90-2-28

Description:

1. In the center of hepatic lobule, around the center vein, the liver cells are very big because of swelling.

2. ~~Almost~~ There are many vacuoles in the liver cells. They are formed by lipid droplets solved during the section-making process. These vacuoles occupy most of the cell and displace the nucleus. the boundary of cells are not distinct.

3. The hepatic sinus are narrower or can't be seen.

Diagnosis: Center fatty degeneration of liver

90-3-2.

Diagnosis: Granulation Tissue

Description:

1. The granulation tissue contains many new formed capillaries. Some of them is completely formed and has RBC in its lumen, some still has epithelial cells in a circuling arrangment and no lumen, this is the capillaries which haven't been canalization.

2. Fibroblasts present in large number, have a satellated appearance, nuclei are very big, cytoplasm of them are stained red.

3. Inflammatory cells occupy the whole field which have a distinct blue nucleus.

B⁺

March 3.

HE.　　　Mag. 45×10.

1. New formed capillaries.

2. Fibroblast

3. Inflammatory cells.

90 - 3 - 7

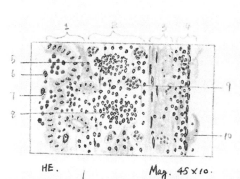

HE.　　　　　　　Mag. 45×10.

1. mucous layer.
2. submucous layer
3. muscular layar
4. serous layer
5. exudate.
6. neutrophile cell
7. acidophilic cell
8. lymph nodules.
9. swelling capillaries.

B

March 16,

Description :

1. Four lays of appendix can still be distinct. Inflamatory cells are fullly distributed in these four layers, such as neutrophilic and acidophilic cells are most predominent.
2. Capillaries are dilated, some RBC escape from them and appear ouside of blood vessels.
3. Submucous and serous layer become loose and filled with some ede plasma fluid.
4. At some part, serous layer is coverd by fibrinous membrane.
5. In some part of inner surface of appendix, due to mucous membrane break -ing down, exudate appears in lumen.

Diagnosis : Acute Phlegmonous Appendicitis

90 - 3 - 14

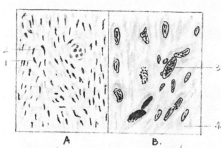

A　　　　　B.

1. fibrocyte　　2. fibroblast
3. tumor giant cell　　4. collagen fiber.

A. Diagnosis:

A. subcutaneous fibroma.
B. subcutaneous fibrosarcoma.

B

Description :

A. 1. The whole tumor has a fibrinous capsule.
2. The parenchyma is made up of large amount of fibrocytes and fibroblasts. They are arranged in bundles of different direction. The cells are well differentiated. They are quite same in size and shape.
3. The stroma is some small vessels.

B. 1. The tumor has no capsule. Tumor cells are in irregular arrangment.
2. Tumor cells are much bigger than normal cells, have a large nucleus. which occupy the whole cell. Endomitosis can be observed. These are the characteristics of tumor giant cell. large amount of collagen fibers are secreted.
3. Blood vessels form stroma which where hemorragic fons can be seen.

H.E.   45 × 10.

1. Carcinoma gland
2. "co-wall" glands
3. Stroma.
4. Muscular layer.

A

March 23

Diagnosis: Adenocarcinoma of Colon.

90 — 3 — 17.

Description:

1. There isn't distinct boundary between normal colonic glands and carcinoma region.

2. In carcinoma region, the glands formed by carcinoma cells are arranged irregularly, the glands are different in size, shape. Some glands show "co-wall" appearance, which is a distinct characteristic of adenocarcinoma. The carcinoma glands has invaded the muscular layer below it.

3. The carcinoma cells are cylindrical in shape, having a big nucleus which may show endomitosis.

4. The stroma is formed by fibrous tissue and blood vessels.

90 — 3 — 23.

Description:

1. In myocardial layer, there are diffuse edema of stroma and infiltration of lymphocytes. No distinct change of cardiac muscle occurs. Some rheumatic foci distribute near the small blood vessels. Typical rheumatic focus is formed by central located fibrinoid substances and peripheral surrounded Aschoff cells. Aschoff cell has a large nucleus which chromatin is caterpillar-like and accumulates centrally, so the nucleus is owe-eye-like.

2. Endocardium is much thicker than usual because of edema. Collagen fibers have fibrinoid necrosis —

(continued).

pink, homogenous, fragmented. Large amount of lymphocytes infiltrate throughout endocardium.

3. The valve also appear edema and fibrinoid necrosis. At its close line, a red verrucus vegetation is located. It is formed by fibrin and platelets. Underlying ~~endo~~ valve tissue, show active proliferating capillaries and connective tissue.

Diagnosis: Acute Rheumatic myocarditis and endocarditis.

A

March 30,

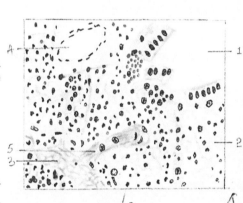

Description :

90-4-1.

1. The alveolar spaces are distended and consolidated by a dense network of fibrin, which can be seen passing through the Cohn's pore in some alveoli. Large amount of PMN's are embedded in the fibrinous network

2. The alveolar walls are not complet and no congestion occurs.

3. The epithelium of bronchus is broken down. Normally, there is no exudate in the cavity of bronchus. The bronchial wall is congested and filtrated by inflammatory cells.

4. The pulmonary membrane is thicken because of edema and filtrated

(Continued)

1. small bronchus.
2. alveolus full of PMN.
3. fibrins.
4. small pulmonary artery.
5. the Cohn's pore.

A
April 1,

90 - 4 - 4.

by the PMN and lymphocytes. while covered by the fibrinous exudate. This isn't shown on the picture.

Diagnosis: Lobar pneumonia (stage of gray hepatization)

1. nucleus of the large round cell
2. nucleoli of the large round cell
3. inflammatory cells
4. fibrinous tissue fiber

Diagnosis: Large round cell carcinoma of nasopharynx

90-4-4.

Description:

1. Tumor tissue distributes as nests or fragment-like structure

2. Tumor cells have large vesicular nuclei with 1-2 prominent nucleoli which slightly stained red. Abundant cytoplasm and indistinct cell border. Lymphocytes infiltrate among the tumor cells

3. There is few fibrinous tissue separating the nests.

A

April 5.

90 — 4 — 6

1 Exudate layer
2. necrosis layer
3 granulation tissue
4. scar layer.

90 - 4 - 6

Description :

1. The bottom of ulcer is relatively flat, normal gastric wall still can be seen on the sides of ulcer.

2. The bottom of ulcer can be divided into 4 layer from inner to outer :

1) The exudate layer composes of large amount of neutrophile leucocytes and fibrins

2) The second layer is made up of necrosis tissue which is stained much more red. Some neutrophils infiltrate in the debris.

3). The granulation layer contains many newborn capillaries, fibroblasts and few inflammatory cells.

4) Scar tissue is the last layer which is stained lightly and contains many fibrocytes and collagen fibers.

Diagnosis : Chronic ulcer of stomach.

April 11,

第七部分 附件

美国执业医师资格考试
（United States Medical License Examination，USMLE）简介

    USMLE 包括 Step1、Step2 CK（Clinical Knowledge）、Step2 CS（Clinical Skill）和 Step3，总共 3 个步骤、4 场考试。

    美国医学院学生在毕业之前应通过 Step1 和 Step2，然后进入住院医师培训阶段，并在期间完成 Step3，最终取得在美国独立行医资格。在美国以外获得医学学位的国际医学毕业生（International Medical Graduate，IMG），如果希望在美国获得行医资格，也需要通过 USMLE 考试。对于 IMG 来说，在医学生阶段或毕业之后均可以参加 USMLE 各步骤考试。

    USMLE Step1 是基础医学考试，涵盖解剖学、组织与胚胎学、微生物学和免疫学、生化和遗传学、生理学、药理学、病理学及行为医学等内容，相对应于中国医学教育中的基础医学阶段。形象地说，即是开始进入医学院学习到离开医学院进入教学医院前的以学习"解剖学"为起点、以学习"病理学"为终点的阶段。

    USMLE Step2 CK（Clinical Knowledge）是临床医学考试，偏向考察学科知识，涵盖内科、外科、妇产科、儿科、精神科、五官科等全部临床学科内容，考察流行病、病理生理、症状、诊断、治疗、预后、随访、预防等多个方面。其相对应于中国医学教育中的临床课和见习阶段。形象地说，即是开始进入教学医院学习到见习结束前的阶段。

    USMLE Step2 CS（Clinical Skill）是专门考查用英语采集病史、医患沟通技巧和病历书写能力的考试，考试覆盖各种常见病例。这类能力也是在见习、实习阶段获得的。中国的多站式考试就是衍生于这个考试（差别在于 Step2 CS 考试的考官是医生和标准病人），只考标准病人问诊、查体和书写病历，不考操作。

    USMLE Step3 也是临床医学考试，偏向考查各科医学知识的融汇贯通和实际应用，涵盖 Step1 和 Step2 的所有内容，以及在日常医学实践中的诊疗规范。其相对应于中国医学教育中实习和住院医师阶段。形象地说，即开始在上级医师有限指导下管理患者的阶段。

详细官方资料可查询相关网站：

　　USMLE 考试官方网站：http：//usmle. org/

　　USMLE 官方资讯网站：http：//www. usmle. org/bulletin/

　　考试资格：

　　中国大陆的大部分医学本科院校都具备考试资格，新的 WHO 认可的中国医学院较有 184 家；校名有改变而不在名单上或为大学新开设的临床医学院，需要单独与外国医学毕业生教育委员会（ECFMG）联系，确定报名资格。

　　2015 年后，ECFMG 使用 WHO 的 World Directory of Medical School 替代国际医学教育名册（IMED）（https：//imed. faimer. org/）。2015 年后，在"https：//search. wdoms. org/"网页输入国家和学校所在城市，从查询结果中确定自己的学校资格。

　　"临床医学"专业本科学历的学生或毕业生，都能参加 USMLE 考试。本科是"中西医""医学影像""麻醉""儿科""妇幼保健"等专业者，如果学校出具的学位证书是"Bachelor of Medicine"，也可以报考。如果是专升本，本科是临床医学专业者，也可以报考。

　　"预防医学""药学""护理学""生物医学""医学工程"专业者不能报考。本科是非临床医学专业者，即使研究生专业是临床医学，也不能报考。

USMLE 成绩单示例：

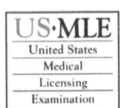

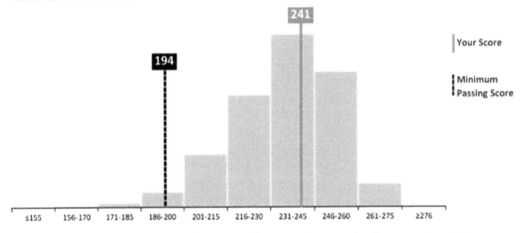

United States Medical Licensing Examination®

Step 1 Score Report

FOR EXAMINEE USE ONLY. THIRD-PARTY USERS OF USMLE SCORES SHOULD RELY SOLELY ON
OFFICIAL TRANSCRIPTS RECEIVED DIRECTLY FROM THE EXAMINEE'S USMLE REGISTRATION ENTITY.

NAME:

USMLE ID: TEST DATE: August 4, 2021

Your Relative Strengths and Weaknesses

The boxes below indicate areas of relatively lower or higher performance in each content area within the Step 1
examination. A box in the "Higher" column indicates that your performance in that area was higher than your overall
Step 1 performance shown on page 1. A box in the "Same" column indicates that your performance in that area was similar
to or the same as your overall Step 1 performance. A box in the "Lower" column indicates that your performance in that
area was lower than your overall Step 1 performance. The percentage range of items from each content area on the Step 1
examination is indicated below.

This information can be used to identify areas of strength and weakness to guide future study. Because the exam is highly
integrative, USMLE recommends reviewing all content areas if retaking the test.

Performance by Physician Task Relative to Your Overall Step 1 Performance

	(% Items Per Test)	Lower	Same	Higher
MK: Applying Foundational Science Concepts	(60 - 70%)		■	
PC: Diagnosis	(20 - 25%)		■	
Communication & Interpersonal Skills	(6 - 9%)	■		
PBLI: Evidence-Based Medicine	(4 - 6%)		■	

Abbreviations: MK, Medical Knowledge; PC, Patient Care; PBLI, Practice-based Learning and Improvement.

United States Medical Licensing Examination®

Step 1 Score Report

FOR EXAMINEE USE ONLY. THIRD-PARTY USERS OF USMLE SCORES SHOULD RELY SOLELY ON
OFFICIAL TRANSCRIPTS RECEIVED DIRECTLY FROM THE EXAMINEE'S USMLE REGISTRATION ENTITY.

NAME:

USMLE ID: TEST DATE: August 4, 2021

Performance by System Relative to Your Overall Step 1 Performance

	(% Items Per Test)	Lower	Same	Higher
General Principles	(12 - 16%)			
Behavioral Health & Nervous Systems/Special Senses	(9 - 13%)			
Reproductive & Endocrine Systems	(9 - 13%)			
Respiratory and Renal/Urinary Systems	(9 - 13%)			
Blood & Lymphoreticular/Immune Systems	(7 - 11%)			
Multisystem Processes & Disorders	(6 - 10%)			
Musculoskeletal, Skin & Subcutaneous Tissue	(6 - 10%)			
Cardiovascular System	(5 - 9%)			
Gastrointestinal System	(5 - 9%)			
Biostatistics & Epidemiology/Population Health	(4 - 6%)			

Performance by Discipline Relative to Your Overall Step 1 Performance

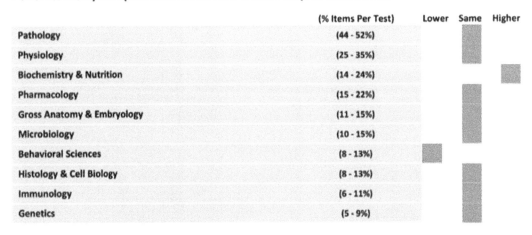

	(% Items Per Test)	Lower	Same	Higher
Pathology	(44 - 52%)			
Physiology	(25 - 35%)			
Biochemistry & Nutrition	(14 - 24%)			
Pharmacology	(15 - 22%)			
Gross Anatomy & Embryology	(11 - 15%)			
Microbiology	(10 - 15%)			
Behavioral Sciences	(8 - 13%)			
Histology & Cell Biology	(8 - 13%)			
Immunology	(6 - 11%)			
Genetics	(5 - 9%)			

United States Medical Licensing Examination®

Step 1 Score Report

Supplemental Information: Understanding the Content Areas

The information below is a visual representation of the content weighting on this examination that may be informative in guiding remediation. Descriptions of the topics covered in these content areas, as well as other topics covered on USMLE Step 1, can be found in the information materials on the USMLE website (https://www.usmle.org). Please use the contact form on the USMLE website (https://www.usmle.org/contact/) if you have additional questions.

Physician Task	(% Items Per Test)	
MK: Applying Foundational Science Concepts	(60 - 70%)	
PC: Diagnosis	(20 - 25%)	
Communication & Interpersonal Skills	(6 - 9%)	
PBLI: Evidence-Based Medicine	(4 - 6%)	

Abbreviations: MK, Medical Knowledge; PC, Patient Care; PBLI, Practice-based Learning and Improvement.

System	(% Items Per Test)	
General Principles	(12 - 16%)	
Behavioral Health & Nervous Systems/Special Senses	(9 - 13%)	
Reproductive & Endocrine Systems	(9 - 13%)	
Respiratory and Renal/Urinary Systems	(9 - 13%)	
Blood & Lymphoreticular/Immune Systems	(7 - 11%)	
Multisystem Processes & Disorders	(6 - 10%)	
Musculoskeletal, Skin & Subcutaneous Tissue	(6 - 10%)	
Cardiovascular System	(5 - 9%)	
Gastrointestinal System	(5 - 9%)	
Biostatistics & Epidemiology/Population Health	(4 - 6%)	

Discipline	(% Items Per Test)	
Pathology	(44 - 52%)	
Physiology	(25 - 35%)	
Biochemistry & Nutrition	(14 - 24%)	
Pharmacology	(15 - 22%)	
Gross Anatomy & Embryology	(11 - 15%)	
Microbiology	(10 - 15%)	
Behavioral Sciences	(8 - 13%)	
Histology & Cell Biology	(8 - 13%)	
Immunology	(6 - 11%)	
Genetics	(5 - 9%)	

Page 4 of 4

德国执业医师资格考试简介

2014 年后，德国放开非欧盟国家（包括中国）的临床医学专业毕业生参加德国执业医师资格考试。

中国临床医学专业毕业生参加德国执业医师资格考试的基本流程如下：

（1）取得德语成绩，德语水平符合要求（有的州要求 C1，有的州要求 B2）。

（2）申请审核并通过认证，要求有中国执业医师资格证并有 2 年以上的工作经验。

（3）通过口试 Kenntnisprüfung。该项考试要求考生必须用德语接诊、诊断以及处理患者，考核考生与患者的交流能力。该项考试 2 年内有 3 次考试机会；如果 3 次均未通过，则可以更换一个州再考。

（4）在德国做实习医生 2 年。

（5）参加临床技能考试，通过后，与雇主双向选择，选择医院和专业进行住院医师规范化培训，取得培训证书后，正式成为临床医师。

意大利执业医师资格考试
（ESAME DI STATO DI ABILITAZIONE ALL' ESERCIZIO DELLA PROFESSIONE DI MEDICO）简介

意大利内外全科医学士（Medical Bachelor & Bachelor of Surgery program，MBBS）学生毕业后必须通过医师执照考试（Esame di Stato），这是注册当地医学专业协会的先决条件，随后才可以申请专科培训。

意大利 MBBS 毕业生要获得内科与外科住院医师培训资格，须通过意大利的统一考试（110 道多项选择题）。评估过程对意大利所有申请人进行排名，根据既定的分数线，成功通过考试的申请人可以与医院双向选择，确认医院与专业。

对于非欧盟国家的申请者，必须获得官方的医学学位认可，并通过额外的考试才能获得行医许可。若要获得官方学位认可，可以申请国家考试并申请进入长期居留计划（外国人需要工作签证），确认欧盟认可的学位、学历。对于在其他欧盟国家开展的任何额外培训与专业活动，意大利卫生部门均认可。

（1）内科住院医师与外科住院医师培训时间均为 5 年，如果已在海外完成住院医师培训，须获得意大利官方的认可。

（2）卫生部门也可视情况认可申请者的卫生专业职称。申请者可通过意大利大学或培训中心进行补考。

（3）非欧盟国家的申请者必须接受意大利语技能评估。随后通过相应的地方分支机构申请加入全国医学协会联合会，以确保能够在意大利全国范围内从事医疗活动。

考试时间与报考：

意大利执业医师资格考试每年有2个考季安排，通常为每年的3月初与10月初。有意向参加考试的申请者可以向主持考试的机构，如大学秘书处报名申请。

考试内容包括实习实操和笔试两部分。

实习实操于每年3月初或10月初开始，然后申请者接受医院考核测评。实习实操通过后方可进入笔试。

笔试第一季在每年7月9日左右进行，笔试第二季于第二年2月6日进行。

考试地点将通过申请者个人邮件通知。

笔试由2部分组成（90道多项选择题）：

笔试第一部分为临床前基础知识考查，主要包括药理学、生理学、病理学和医学伦理与预防医学等相关内容。（详见2019年意大利执业医师资格考试例题 *ESAME DI STATO DI ABILITAZIONE ALL'ESERCIZIO DELLA PROFESSIONE DI MEDICO QUESITI DELL'AREA PRE – CLINICA Ⅱ SESSIONE* 2019。）

笔试第二部分为临床学科操作与理论知识考查，主要包括普通外科、专业外科、内科学、儿科学、妇产科学、放射学与诊断学等相关内容。（详见2019年意大利执业医师资格考试例题 *ESAME DI STATO DI ABILITAZIONE ALL'ESERCIZIO DELLA PROFESSIONE DI MEDICO QUESITI DELL'AREA CLINICA Ⅱ SESSIONE* 2019。）

ESAME DI STATO DI ABILITAZIONE ALL'ESERCIZIO DELLA PROFESSIONE DI MEDICO QUESITI DELL'AREA PRE-CLINICA Ⅱ SESSIONE 2019 请扫码阅览。

ESAME DI STATO DI ABILITAZIONE ALL'ESERCIZIO DELLA PROFESSIONE DI MEDICO QUESITI DELL'AREA CLINICA Ⅱ SESSIONE 2019 请扫码阅览。

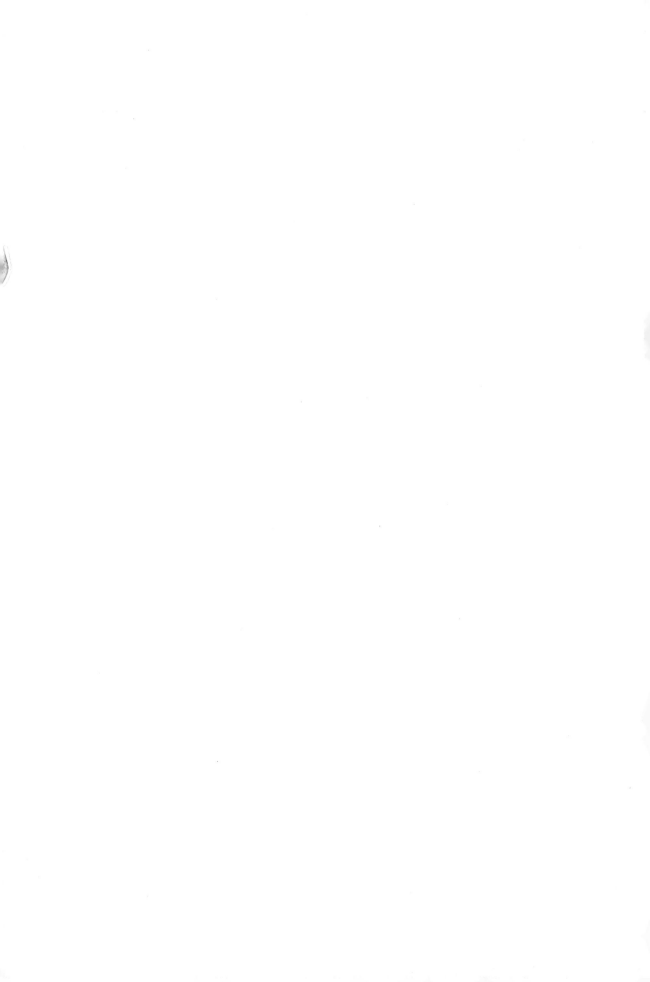